北京市名中医

刘根尚

临床效验药对

曹　军
　　　　刘根尚◎编著
王自旺◎整理

U0206673

中国健康传媒集团
中国医药科技出版社

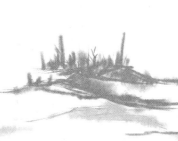

内容提要

刘根尚，首都医科大学首都国医名师馆首届国医名师，师从刘渡舟教授、赵绍琴教授和步玉如教授等当代中医大家，悬壶四十余载，临床经验丰富。本书在刘老的亲自指导下进行整理，以疾病为纲，总结了刘老临证常用药对。每一药对下包含功效、主治、用量用法与应用经验等内容，必要时亦引用现代药理学研究成果简要加以说明。全书内容丰富，言简意赅，具有较高的临床实用价值，适合中医药院校师生、中医临床工作者及中医爱好者阅读参考。

图书在版编目（CIP）数据

北京市名中医刘根尚临床效验药对 / 刘根尚编著；曹军，王自旺整理. -- 北京：中国医药科技出版社，2025. 3. -- ISBN 978-7-5214-5208-2

Ⅰ. R289.1

中国国家版本馆CIP数据核字第2025WH3049号

美术编辑　陈君杞

版式设计　南博文化

出版　**中国健康传媒集团**｜中国医药科技出版社
地址　北京市海淀区文慧园北路甲22号
邮编　100082
电话　发行：010-62227427　邮购：010-62236938
网址　www.cmstp.com
规格　710×1000 mm $^1/_{16}$
印张　13 $^1/_4$
字数　227千字
版次　2025年3月第1版
印次　2025年3月第1次印刷
印刷　河北环京美印刷有限公司
经销　全国各地新华书店
书号　ISBN 978-7-5214-5208-2
定价　**45.00元**

获取新书信息、投稿、为图书纠错，请扫码联系我们。

自序

　　1978年，吾经全国统考进入河南省中医学徒班学习中医五年，后作为代培研究生分别在张仲景国医国药学院（时称张仲景国医大学）和北京中医药大学（时称北京中医学院）及中国中医科学院（时称中国中医研究院）西苑医院研读中医经典与临床课程三年又半。自入岐黄之门，曾先后师从基层老中医徐灿、谢西土，省市名老中医祝庆堂、秦继章，以及全国名老中医刘渡舟、步玉如、赵绍琴、赵清理、王洪图、鲁兆麟、周乐年等，更有恩师刘渡舟老先后组建"特邀全国名老中医专家疑难病诊疗研究所"和"中国医药暨传统手法专家亚运会义诊团"，不才吾辈两度被委以秘书长兼临床组长，有幸侍诊京内外中医名家，汲取大师辨治用药之长，日有所获，年有渐进。

　　时光荏苒，转眼已近古稀，回首四十五载临证，得失参半疗效或见。近有学生暨患者屡屡相劝，鼓励吾著书立说，每当此刻吾倍感汗颜，自知才疏学浅恐贻误杏林同仁，但转念又想几十年在临床上对各位名师大家的辨治用药所得体会，以及患者、铃医有意无意相传，虽不敢妄言对医道同仁有所裨益，但或可借鉴一二助其效验。以龙胆为例，全国名老中医焦树德教授用其2g微量以刺激胆汁分泌、提高食欲，吾临床每遇食欲不振、消化欠佳者，以其与焦槟榔合而为对，多获良效；又如受患者启发并铃医指点，用生板栗治顽固性口腔溃疡，在辨清寒热的基础上，分别合以细辛或银柴胡代茶饮，效若桴鼓。书中时有"相反""相畏"药味同用，此乃受东汉医圣张仲景《伤寒杂病论》并唐代药王孙思邈《备急千金要方》配伍启迪，更有首届国医大师朱良春老屡为"十八反"平反之教诲，加之吾四十余载用药体会，故"竟敢冒天下之大不韪"，相反为伍、相畏为伴，验之临床疗效显著，用于危难功力卓然。

本书所写所用均是吾多年临证之感悟，因医道不精、资历尚浅，不当之处在所难免，敬请名师暨同学者不吝斧正为盼，所以自为之序。

刘根尚

农历甲辰年仲夏端午日于南戴河

前言

　　"中医药学是中国古代科学的瑰宝，也是打开中华文明宝库的钥匙。"中医药事业是我国医药卫生事业的重要组成部分。中医学是以长期大量的医疗实践为基础，通过总结并上升到理性认识的科学，有着完整的理论体系和丰富的诊疗方法。中医药的整体观念，以及"道法自然，天人合一""阴阳平衡，调和致中""三因制宜，辨证论治"等医学思路和方法，在中华民族的繁荣昌盛中起到了重要作用。

　　刘老在中药药性、临床功效、配伍应用及用药剂量等方面造诣深厚，结合多年临床治疗经验发现，一些中药的配伍具有特殊的治疗效果或配伍使疗效倍增，如将伏龙肝30~150g、白头翁15~30g合用，有健脾止泻、收敛止血、清热解毒之功，可用于治疗溃疡性结肠炎，久病不愈，泄泻腹痛，脓血相间者；将生白术30~100g、炙紫菀15~30g合用，有润肺下气、补气通便之功，可用于治疗脾肺气虚型便秘，临床症见胸闷气短、乏力倦怠、大便前干后稀或大便不调等症；将败酱草30~60g、菟丝子30~60g合用，有补益肾气、清热解毒之功，可用于治疗肾气不足型不育，临床常见于生殖系统炎症伴精液不液化所导致的男性不育症。

针对中药大剂量用药的问题，历来就是大病用大方，沉疴用重剂。刘老认为大剂量用药要"准、稳、狠"，一是要准确辨证用药，二是要逐渐增加药物剂量，三是要敢于用药。如《伤寒论》炙甘草汤，重用生地黄，原方用量为500g；《医林改错》补阳还五汤，重用黄芪60~120g；《备急千金要方》黄连升麻散，重用升麻45g。细辛素有不过钱之说，根据现代药理研究可知，所谓细辛不过钱之说，主要是指细辛粉剂内服用量超过3g易引起喉头痉挛导致窒息。河北省名老中医刘沛然善用细辛，用量一般在10~120g，验之临床半个世纪疗效显著且无1例中毒发生，刘老从自身和亲属始用并扩大到广大适症患者，多年未见不适反应。再者，从中药材和药物煎煮两方面来看，古代多采药于深山老林，今人多培植于他乡平原，道地药材颇为少见；古人煎药推荐砂锅、陶罐，有文火、武火之分，有三斗煮取一斗之说，有先煎、后下、另煎之别，今人机械煎药，金属器具，一并煎煮，药效成分未能充分煎出，故今人用药剂量增加，方能达到药之有效。

本书为适应现代临床需要，着眼治疗效果，本着刘老"让患者发声，让疗效说话"的行医箴言，在刘老亲自主持下进行编辑整理。医海无涯，学无止境，希望读者能从本书的琐言碎语中有所收益，此书虽然多次修改，但难免存在错谬之处，敬请海涵指正为感。

曹军

于北京市中医郁证临床学科创新示范基地

2024 年 6 月

目录

第三章　心脑血管疾病常用药对 / 039

第五章　泌尿生殖系病证常用药对 / 078

第六章　气血津液病证常用药对 / 100

第十一章　皮肤及毛发病常用药对 / 183

第一章　肺系疾病常用药对

第一节　咳嗽

桔梗　枳壳

一、桔梗

【性味归经】苦、辛，平。归肺经。

【功能主治】宣肺利咽，化痰排脓。

桔梗苦可降泄，辛能散结，入肺经，可化痰，为肺经祛痰之要药，能够治疗肺痈之胸痛发热、咳吐脓血、痰黄腥臭者；又可开宣肺气、祛痰宽胸，治咳嗽、痰多，因其性平，故咳嗽无论属寒属热、有痰无痰均可应用。本品宣肺以利咽开音，可治疗外邪犯肺引起的咽痛失音，如风热犯肺所致咽喉疼痛失声。此外，亦可治疗气滞血瘀痰阻所致胸痹，还可通利大小便。

二、枳壳

【性味归经】苦、辛、酸，微寒。归脾、胃经。

【功能主治】理气宽中，行滞消胀。

枳壳苦能降泄，辛能发散，入脾、胃经，有理气宽中、行滞消胀的作用，可治疗肝气郁结引起的胸胁胀满、两胁胀痛、口苦，食积不化所致脘腹胀痛、呃逆嗳气，呕吐、咳嗽及跌打损伤所致肿痛。脾为生痰之源，肺为贮痰之器，本品亦可治疗痰饮内停之胸闷腹胀、呕逆咳嗽。

临床观察可治疗肺气肿所致咳喘，还可用于产后子宫脱垂、胃下垂、脱肛、久泻久痢等。

三、配伍使用

【伍用功能】二药合用，有止咳化痰、宣肺利咽之功。

【伍用主治】咳嗽。用于治疗肺痈咳吐脓血痰，痰饮内停之胸闷腹胀，肺气肿等肺气上逆之咳喘。

【经验】此药对可止咳利咽，适用于咳喘、咽喉不利的患者。对于慢性气管炎及肺气肿患者，在辨证处方的基础上加用此药对有增效作用。

【用法用量】桔梗6~9g，枳壳6~9g。

败酱草　鲜竹沥

一、败酱草

【性味归经】辛、苦，微寒。归肝、胃、大肠经。

【功能主治】清热解毒，祛痰排脓，利湿。

败酱草辛能散结，苦可降泄，寒能清热，入肝、胃、大肠经，可清热解毒、祛痰排脓、利湿，善于清泻胃肠湿热之毒，可用于治疗肠痈腹痛、湿热痢疾、热毒血痢、肺痈咳吐脓血、痈肿疔毒，又可治疗湿热带下，症见赤白带下、少腹热痛。

本品还可清泻肝胆实热，治湿热黄疸、目赤肿痛、尿赤。

二、鲜竹沥

【性味归经】甘，寒。归心、肺、胃经。

【功能主治】清热化痰，镇惊利窍。

鲜竹沥味甘，寒能清热，入心、肺、肝经，能清心、肺、肝三经之火，有镇惊祛痰润燥的功效，治疗痰热咳嗽、痰黄黏稠，又可用于痰蒙清窍，治疗癫狂痫，痰热中风，半身不遂，舌强谵语，小儿惊风，四肢抽搐。

三、配伍使用

【伍用功能】败酱草辛能散结，苦可降泄，寒能清热，入肝、胃、大肠经，可清热解毒、祛痰排脓利湿，善于清泻胃肠湿热之毒，还可清泻肝胆实热。鲜竹沥味甘性寒，寒能清热，入心、肺、胃经，能清心、肺、胃三经之火，有镇惊祛痰润燥的功效。二药合用，有清热解毒、化痰开窍之功。

【伍用主治】咳嗽。用于热毒壅盛之咳嗽痰多、脓痰黄稠、身热喘促，甚则神昏癫狂之症。

【用法用量】败酱草9~30g，鲜竹沥10~30ml。

板蓝根　生甘草

一、板蓝根

【性味归经】苦，寒。归心、胃经。

【功能主治】清热解毒，凉血利咽。

板蓝根苦可降泄，寒能清热，入心、胃经，有清热解毒、凉血利咽之功，能治疗外感发热，温病初起，咽喉肿痛，温毒发斑，神昏吐衄，痄腮，丹毒，痈肿疮毒，头痛，火眼，大头瘟。

据西医学研究，本品还可治疗流行性乙型脑炎、流行性腮腺炎、流行性感冒、病毒性肝炎、骨髓炎、结膜炎、单纯疱疹性口炎、扁平疣等。

二、生甘草

【性味归经】甘，平。归心、肺、脾、胃经。

【功能主治】补益脾气，清热解毒，化痰止咳，缓急止痛，调和诸药。

生甘草甘能补益、缓急止痛，入心、肺、脾、胃经，可补益脾气、补脾养胃，治疗脾胃气虚引起的倦怠乏力、食少便溏；可补益心气、益气复脉，用于心气不足之心悸怔忡、脉结代；入肺经，可化痰止咳、润肺补气，常用于咳嗽咳痰、气促喘息，无论外感内伤、寒热虚实、久咳新病都可应用。

本品可缓急止痛，用于脾胃虚寒之脘腹痉挛疼痛、胃痛腹痛，筋失所养之转筋疼痛；亦可清热解毒，用于痈疽疮疡、咽喉肿痛、湿毒；又能调和诸药，用于缓和药物的烈性，也可用于治疗食物和药物中毒。

三、配伍使用

【伍用功能】二药合用，有清热解毒、利咽止咳之功。

【伍用主治】咳嗽。用于治疗外感或内伤因热所致咳嗽，症见咽痒干咳、咳嗽不止、咽喉肿痛。

【用法用量】板蓝根6~15g，生甘草6~10g。

射干　石菖蒲

一、射干

【性味归经】苦，寒。归肺经。

【功能主治】降火解毒，利咽消痰。

射干苦能降泄，寒能清热，入肺经，有清热解毒、止咳化痰、祛痰利咽的功效，可治口舌生疮、牙龈肿痛、声音嘶哑。

现代研究表明，清热解毒药大多具有抗病原微生物的作用，可治疗病毒引起的流行性感冒；还有抗炎作用，可治疗咽炎、急慢性气管炎，能够治疗皮肤炎症，如急性湿疹、红斑、稻田皮炎等。

二、石菖蒲

【性味归经】辛、苦，温。归心、肝、脾经。

【功能主治】豁痰开窍，活血行气，醒神益智，祛湿和胃。

石菖蒲辛开苦降温通，芳香化湿浊，可祛浊痰，有聪耳明目之功，治疗痰蒙清窍，清阳不升引起的神志昏乱、眩晕耳鸣，痰迷心窍引起的癫狂痫；入心经，心主神明，故本品可开心窍、安心神，入肝经，肝主疏泄，故能解郁行气，可治疗肝郁不舒，心失所养引起的健忘、失眠、心悸、心胸烦闷、两胁胀痛。本品芳香化浊，脾喜燥恶湿，故可健脾和胃，治疗湿滞中焦所致脘腹胀满疼痛、嗳气、食欲减退。

现代药理学研究表明，本品有镇静止惊作用，对痫证发作期及狂证有一定疗效。此外，本品可治疗遗尿、癃闭，还有抗脑损伤、增强学习记忆力、调节胃肠道运动、促进消化腺分泌、抑制平滑肌痉挛的作用，还可促进胆汁分泌。本品可以缓解气管、支气管平滑肌痉挛，有镇咳、化痰平喘作用；还能改善血液流变学特性，用于治疗血栓形成，减少心肌缺血性损伤。

三、配伍使用

【伍用功能】二药合用，有清热化痰、醒神开窍之功。

【伍用主治】咳嗽。可用于肺气失宣所致痰涎稀白之咳嗽喘促。也可治热病神昏，眩晕耳鸣。

【用法用量】射干6~15g，石菖蒲3~9g。

油松节 蜂房

一、油松节

【性味归经】苦、辛，温。归肝、肾经。

【功能主治】祛风通络，燥湿舒筋。

油松节辛开、苦降、温通，长于祛风除湿、舒筋活络、行气活血、通利关节，善于祛除关节内的风、湿、寒邪，用于治疗风寒湿痹之筋骨关节疼痛，以及风湿互搏，气血瘀阻所致历节风疼痛，症见骨节肿大、转筋挛急，又可治跌打损伤、瘀肿疼痛。此外，本品还有抗肿瘤、抗菌、提高机体免疫功能的功效。

二、蜂房

【性味归经】甘，平；有毒。归肺、肝、胃经。

【功能主治】祛风止痒，攻毒杀虫。

蜂房能祛风止痒、攻毒杀虫，入肺、肝、胃经，常用于治疗咽喉肿痛、顽咳久治不愈，以及荨麻疹、顽固性湿疹、乳痈、乳岩、疮痈肿毒等，是外科常用药。《新修本草》中有露蜂房"起阴痿……遗尿失禁"的记载，阴痿与遗尿失禁均与肾气不固、肾阳虚弱有关，故蜂房不仅有祛风攻毒的作用，而且有益肾温阳之效。

临床观察本品可用于治疗咽炎、支气管炎、过敏性咳嗽，鹅掌风、皮肤顽癣、瘙痒难忍，以及乳腺癌等。

【经验】临床中小儿感冒发热易治，但若感冒痊愈后两三个月咳嗽依然不好，用蜂房粉2~3g，每日2次，一般3~5天就可治愈。不仅对于小儿咳嗽有效，而且用于治疗成年人的咳嗽亦有效。笔者曾经治疗过一位女性患者，每年3~5月都发作剧烈阵咳，用蜂房粉8g治疗，每日分2次服，7天后咳嗽停止。本品入肝经，能够抑制和杀灭乙型肝炎病毒，是治疗乙型肝炎的要药。

三、配伍使用

【伍用功能】油松节辛开，苦降，温通，善于祛风除湿、行气活血。蜂房有很强的解毒抗炎作用，入肺、肝经，能祛风止痒、攻毒杀虫、益肾温阳。两药合用，有温肾纳气、健脾化痰之功。

【伍用主治】咳嗽。用于治疗慢性支气管炎，咳嗽日久不愈，痰涎清稀之症。可用于治疗哮喘，荨麻疹、顽固性湿疹、鹅掌风等皮肤顽癣瘙痒难忍之症，以及风寒湿痹之关节筋骨疼痛。

【用法用量】油松节10~30g；蜂房3~9g。

蔓荆子　炙紫菀

一、蔓荆子

【性味归经】辛、苦，微寒。归肝、胃、膀胱经。

【功能主治】疏散风热，清利头目。

蔓荆子辛可发散，苦可降泄，微寒清热，入肝、胃、膀胱经，故可疏散风热，质轻上浮，主散头面之邪，可祛风止痛、清利头目，治疗风热感冒，头晕头痛，牙龈肿痛，目赤肿痛，视物不清，头晕目眩。

二、炙紫菀

【性味归经】辛、苦，温。归心、肺经。

【功能主治】温肺下气，化痰止咳。

炙紫菀辛温入肺，质地柔润，温散而不伤阴，苦温燥湿，燥烈而不伤正，故不腻不燥，长于润肺下气，可开肺郁。故《本草正义》云："紫菀，柔润有余，虽曰苦辛而温，非燥烈可比，专能开泄肺郁，定咳降逆，宣通窒滞，兼疏肺家气血，凡风寒外束，肺气壅塞，咳呛不爽，喘促哮吼，及气火潘灼，郁为肺痈，咳吐脓血，痰臭腥秽诸证，无不治之。而寒饮蟠踞，浊涎胶固，喉中如水鸡声者，尤为相宜。惟其温而不热，润而不燥，所以寒热皆宜，无所避忌。"

本品有化痰止咳作用，尤善治老痰、顽痰，症见咳痰黏稠，不易咳出，还可治流行性感冒，症见高热、全身疼痛，具有发病急、病情重、传染性强等特点者。本品能通利大便，治疗习惯性便秘，亦能治小便不利。

三、配伍使用

【伍用功能】蔓荆子辛可发散，苦可降泄，微寒清热，入肝、胃、膀胱经，故可疏散风热；质轻上浮，主散头面之邪，可清利头目。炙紫菀辛温入肺，质地柔润，苦温燥湿，不腻不燥，长于润肺下气，可开肺郁，有化痰止咳作用。二药合用，有化痰止咳、清利头目之功。

【伍用主治】咳嗽。用于治疗肺失肃降，热结大肠型咳嗽，临床症见痰黏难咯、头晕头痛、头昏目眩、牙龈肿痛、目赤肿痛等。

【用法用量】蔓荆子3~9g，炙紫菀9~15g。

第二节　哮喘

麻黄　生石膏

一、麻黄

【性味归经】辛、苦，温。归肺、膀胱经。

【功能主治】发汗解表，宣肺平喘，利水消肿。

麻黄辛可发散，其质轻扬，最善开皮肤孔窍。肺主气、司呼吸，外合皮毛，足太阳膀胱经为人体最外层的经络，而本品入肺、膀胱经，故能开腠理、通毛孔、散风寒、发汗解表，为解肌开毛窍第一要药，常用于治疗外感风寒感冒，症见头痛（以后侧为主）、全身疼痛、恶寒重、发热轻、无汗、口不渴、脉浮紧的风寒表实证。本品散结力强，无孔不入，可用于治疗风、寒、湿邪侵袭皮肤引起的皮肤病，还可治疗痈疽肿痛、跌打损伤。本品可宣肺平喘，治疗风寒外袭，肺失宣降引起的咳嗽、哮喘、呼吸困难、胸闷气喘等症。本品不仅能够宣肺降气，有外开毛孔腠理、发汗解表的功效，还入膀胱经，能够下输膀胱，有利水消肿的作用，治疗颜面浮肿的风水水肿，即提壶揭盖法。

二、生石膏

【性味功能】甘、辛，大寒。归肺、胃经。

【功能主治】清热泻火，除烦止渴。

生石膏甘能缓热，辛能发散解肌，大寒解大热，质重气浮，入肺、胃经，可清肺、胃经之气分实热，有清热泻火、除烦止渴的功效，常用于治疗肺热喘咳，以及温热病气血两燔，症见高热发斑、烦渴、汗出、脉洪大者，也可用于治疗胃火亢盛所致心烦口渴、头痛、齿痛、牙龈肿痛等。

三、配伍使用

【伍用功能】二药合用，有宣肺平喘、清热泻火之功。

【伍用主治】哮喘。用于治疗风寒束表，内郁积热型哮喘，临床症见形寒壮热、乏力、喘促等，老少皆宜。

【出处】麻黄、生石膏合用，出自《金匮要略》麻杏石甘汤，用于风寒束表，内郁积热而见形寒壮热、乏力喘促者。

【用法用量】麻黄3~10g，生石膏15~60g。

麻黄　熟地黄

一、麻黄

性味归经、功能主治详见第一章"麻黄–生石膏"药对。

二、熟地黄

【性味归经】甘，温。归肝、肾经。

【功能主治】滋阴补血，益精填髓。

熟地黄甘温，入肝、肾经，能补五脏之真阴、生精血，为补血养阴之要药，可治疗血虚引起的面色萎黄、心悸怔忡、眩晕、耳鸣、失眠多梦，亦可用于妇科疾病，治疗妇人气血虚弱，冲任失充造成的月经后期、月经量少、月经色淡，甚至闭经。本品可补血止血，配合补气药同用，治疗气虚血少，气不摄血所致崩漏下血；又可温经散寒，治疗少腹冷痛、宫寒痛经。

肝藏血，肾藏精，肾阴为人体阴液之根，五脏之阴由肾阴化生而来。本品最善滋补肝肾之阴，古代医家张景岳在《本草正》中记载："阴虚而神散者，非熟地之守不足以聚之；阴虚而火升者，非熟地之重不足以降之；阴虚而躁动者，非熟地之静不足以镇之；阴虚而刚急者，非熟地之甘不足以缓之；阴虚而水邪泛滥者，舍熟地何以自制；阴虚而真气散失者，舍熟地何以归源，阴虚而精血俱损，脂膏残薄者，舍熟地何以厚肠胃？"本品为补阴之要药，可治疗阴虚发热所致腰膝酸软、头昏目眩、耳鸣耳聋、五心烦热、无汗者；因汗可化生为血，而无阴不作汗，故可发汗退热，治疗阴虚感冒；还可治疗阴虚阳亢之头重脚轻、耳鸣不寐、头晕头痛、腰膝酸软等症。

三、配伍使用

【伍用功能】麻黄辛温，入肺、膀胱经，可宣肺平喘、利水消肿。熟地黄甘温，入肝、肾经，能补五脏之真阴，生精血，为补血养阴之要药。二药合用，有补肾益精、宣肺平喘、利水消肿之功。

【伍用主治】哮喘。用于治疗肾不纳气型哮喘，临床症见喘促、气短、呼多吸少、乏力倦怠、腰膝酸软等。也可用于治疗寒湿痹证及阴虚水泛之水肿。

【用法用量】麻黄3~6g，熟地黄10~30g。

仙鹤草　蛤蚧

一、仙鹤草

【性味归经】苦、涩，平。归心、肝经。

【功能主治】止血解毒，止泻截疟，补虚。

仙鹤草苦可降泄，可杀虫止痒，用于治疗疟疾及疮痈肿毒；能补虚，可用于治疗脾虚引起的神疲乏力、脱力劳伤等症，并可促进血小板生成，治疗血小板减少性紫癜、贫血等；涩能收敛，有止血的作用，可用于治疗咯血、吐血、便血及崩漏下血，还可涩肠止痢，用于治疗痢疾。

现代药理学研究及临床观察表明，本品还可强心、调整心律，治疗心力衰竭及心律失常。

【经验】仙鹤草具有抗肿瘤的作用，可杀死癌细胞、抑制癌细胞生长，是笔者最常用的治疗癌症的药物之一。其抗癌作用不仅与其具有解毒的功效有关，还和补虚功效有关。

二、蛤蚧

【性味归经】咸，平。归肺、肾经。

【功能主治】补益肺肾，定喘止咳。

蛤蚧为血肉有情之物，味咸性平，咸可入肾，壮肾阳、益精血，入肺经则能补肺气、定喘止咳，是治疗肺肾两虚，肾不纳气的要药，肺主气，然气之根在肾，故本品可治疗呼多吸少、气促短气、虚劳咳血之虚喘。

本品有补肾壮阳、补血益精的作用，可治疗阳痿早泄、遗精盗汗、宫冷不孕，还是延缓衰老、强身益智之补品。

三、配伍使用

【伍用功能】二药合用，有益气健脾、固本定喘之功。

【伍用主治】哮喘。用于治疗肺肾亏虚，肾不纳气之虚喘久咳，肺源性心脏病患者尤为适宜。

【用法用量】仙鹤草10~30g，蛤蚧1对。

第三节　肺积

鱼腥草　白花蛇舌草

一、鱼腥草

【性味归经】辛，凉。归肺经。

【功能主治】清热解毒，消痈排脓，利水通淋。

鱼腥草辛能发散，寒能清热，入肺经可清肺热，有清热解毒、消痈排脓之功，可治痰热咳嗽、胸痛咯血、肺痈，是治肺痈吐脓血的要药。本品还可利水通淋，治疗热淋。

临床观察本品可治疗病毒性肺炎、支气管炎、肺结核（咳嗽盗汗，痰中带血）、慢性鼻窦炎，还可治胃肠疾患。

二、白花蛇舌草

【性味归经】苦、甘，凉。归心、肝、脾、大肠经。

【功能主治】清热解毒，散结消肿，利湿通淋。

白花蛇舌草味苦而甘，凉能清热，归心、肝、脾经，可清热解毒，用于治疗热毒壅滞引起的疮痈肿毒、肠痈腹痛、蛇虫咬伤、湿热黄疸；又可散结消肿，治疗癥积痞块；还能利湿通淋，治疗热淋涩痛、小便不利。

临床观察本品可用于癌症、阑尾炎、肝炎、尿路感染、支气管炎、扁桃体炎、喉炎、跌打损伤等。

三、配伍使用

【伍用功能】鱼腥草辛能发散，寒能清热，入肺经可清肺热，有清热解毒、消痈排脓之功，是治肺痈吐脓血的要药。白花蛇舌草味苦而甘，寒能清热，归心、肝、脾经，可清热解毒、散结消肿、利湿通淋、利尿祛湿。二药合用，有清热解毒、散结消痈之功。

【伍用主治】肺积。本药对可用于治疗肺结节，以及肺癌、痰热咳嗽、胸痛咯血等症；可用于治疗湿热下注之带下色黄、气味腥臭，伴有人乳头状瘤病毒阳性者尤为适宜，亦可用于治疗胰头癌伴黄疸腹痛，痛风发作期关节疼痛。

【用法用量】鱼腥草10~30g，白花蛇舌草15~30g。

浙贝母　生半夏

一、浙贝母

【性味归经】苦，寒。归心、肺经。

【功能主治】止咳化痰，清热散结。

浙贝母苦寒，有清热散结的功效，可用于治疗瘰疬、疮痈、乳痈及肺痈等病症。临床治疗瘰疬，可配伍玄参、牡蛎等药物；治疗疮痈，可配伍连翘、蒲公英、天花粉等药物；治疗肺痈，可配伍鲜芦根、生薏苡仁、冬瓜子、鱼腥草等药物。

临床观察本品可用于治疗火郁痰结之咳嗽、咳痰黄稠，外感风热咳嗽，以及瘰疬、疮痈、乳痈及肺痈等病症。

二、生半夏

【性味归经】辛，温；有毒。归脾、胃、肺经。

【功能主治】燥湿祛痰，降逆止呕，消痞散结，外用消肿止痛。

半夏辛温燥湿，能够化湿浊、祛湿痰，入脾、胃、肺经，脾为生痰之源，肺为贮痰之器，故可用于治疗湿痰阻肺，肺气壅滞，肺气不降，症见咳嗽气喘、痰多色白；肺胃虚弱，嗜食酸冷，寒湿内阻中焦所致恶心呕吐、喉中痰鸣、干呕不止、欲吐不吐、欲呕不呕；痰饮内停，上犯清窍所致眩晕、头痛、头昏、不寐、心悸等。本品还具有化痰散结之功效，可用于治疗痰湿结聚所致瘿瘤、瘰疬、痰核等。此外，以本品外用可治疗痈疽疮疡。

生半夏有燥湿化痰止呕的功效，常用于治疗胃癌之痰湿凝结证，症见不思饮食、恶心、呕吐痰涎、脘腹胀满，伴有面色暗黄、胸闷、痰多、神倦乏力、腹胀便溏、舌苔白腻等。

三、配伍使用

【伍用功能】二药合用，有化痰散结、降气止咳之功。

【伍用主治】肺积。用于痰浊阻肺型肺结节，临床症见神疲乏力、咳嗽、咳白痰、畏寒、舌淡、苔白腻、脉弦滑等。

【用法用量】浙贝母 10~15g，生半夏 10~30g。

第四节　肺痨

夏枯草　蜈蚣

一、夏枯草

【性味归经】辛、苦，寒。归肝、胆经。

【功能主治】清热泻火，散结消肿，明目。

夏枯草苦可降泄，寒可清热，入肝、胆经，能清肝泻火、明目，可用于治疗肝火上炎引起的口苦、目赤肿痛、烦躁易怒、头痛眩晕；可散结消肿，治疗肝气郁结，痰瘀互结导致的瘰疬、瘿瘤、乳痈、乳腺增生、乳房胀痛及各种恶性肿瘤；又能清热泻火、平肝降压，治疗肝阳上亢型高血压，症见头痛、耳鸣、目眩、性情急躁、失眠。此外，本品亦可用于治疗慢性咽喉炎、舌炎、乳腺炎。

现代药理学研究显示，本品可抗病毒、降血压、降血糖、抗凝血（治疗心肌梗死）、抗恶性肿瘤，还可以用于治疗尿路感染和结石。

二、蜈蚣

【性味归经】辛，温；有毒。归肝经。

【功能主治】息风镇痉，攻毒散结，通络定惊。

蜈蚣辛可散结，温可通络，搜风走窜力强，能通达内外，内联脏腑，外通经络，凡是气滞血瘀痰浊造成的阻塞都能通之，可治疗行痹、着痹、筋痹、热痹，为治疗痰浊瘀滞之痹证的要药。本品能息风止痉，入肝经而息肝风，肝风除则惊厥自止，可用于治疗面神经麻痹、急慢惊风、破伤风、癫痫等病造成的痉挛及抽搐等症；又善攻毒散结，外用治疗疮痈肿毒、瘰疬、毒蛇咬伤，内服治疗恶性肿瘤。此外，本品辛温，入肝经，有壮阳之功，可治疗阳痿。

临床观察本品可用于治疗颈椎病引起的头痛、肩周炎、腰椎间盘突出症、膝关节炎。

三、配伍使用

【伍用功能】二药合用，有清热化痰、解毒杀虫之功。

【伍用主治】肺痨。可用于治疗肺痨等各类结核病变，也可用于治疗疮疡肿毒、面瘫、口眼歪斜等病症。

【用法用量】夏枯草6~15g，蜈蚣1~2条。

第二章　胃肠系疾病常用药对

第一节　胃痞

煅瓦楞子　金钱草

一、煅瓦楞子

【性味归经】咸，平。归肺、胃、肝经。

【功能主治】化瘀消痰，软坚散结，制酸止痛。

煅瓦楞子具有化瘀消痰、软坚散结之功，能够治疗老痰、顽痰胶结，咳嗽痰稠，痰黏难咯，还可治疗瘿瘤、瘰疬，以及痰瘀互结之癥瘕积聚。本品还有制酸止痛的作用，常用于治疗肝胃不和所致胃痛泛酸、嗳气，甚至吐血者，可治急慢性胃炎、胃溃疡、十二指肠溃疡等症。

化瘀消痰宜用生品，制酸止痛宜用煅品。

二、金钱草

【性味归经】甘、咸，微寒。归肝、胆、肾、膀胱经。

【功能主治】清湿热，退黄疸，利尿通淋，消肿解毒。

金钱草能渗湿，清热泻火，主泻肝胆之火，有清湿热、退黄疸的作用，可用于治疗全身皮肤及巩膜黄染，头重身困，胸脘痞闷，身热不扬，食欲减退，渴不多饮，小便黄，舌苔厚腻，脉濡弱。本品还可清热解毒、消肿止痛，治疗痈疽疔疮、蛇虫咬伤、水火烫伤、肺痈咳喘、湿疹痛风等。功能利尿通淋，用于治疗膀胱湿热所致小便不利，症见小便点滴不通或量少不利，少腹胀满难忍，尿黄赤，口干口苦，苔黄腻，脉数有力。

此外，本品咸能软坚散结，入肾、膀胱经，可利尿排石，用于治疗石淋，症见小便涩痛，窘迫难忍，尿中夹带砂石，排尿时有中断，尿色黄、浑浊，或有血色，甚至一侧腰部或腹部发生剧烈绞痛，并向下放射至少腹及会阴部。

三、配伍使用

【伍用功能】二药合用，有化痰散结、制酸和胃之功。

【伍用主治】胃痞。用于治疗寒热错杂型胃痞，临床症见胃脘痞闷、吞酸、嗳气、食欲减退、舌红、苔厚腻、脉濡弱等。

【用法用量】煅瓦楞子9~30g，金钱草15~30g。

龙胆 焦三仙

一、龙胆

【性味归经】苦，寒。归肝、胆经。

【功能主治】泻肝胆火，清热燥湿。

龙胆苦能燥湿、降泄，寒能清热，入肝、胆经，可泻肝胆湿热郁火，治疗头胀痛、口苦、目赤肿痛、眩晕、耳聋耳肿、两胁胀痛；可祛下焦湿热，治疗湿热黄疸，以及下焦湿热导致的淋证、阴肿阴痒、湿热带下、尿血、尿涩痛；还可解痉，用于治疗小儿高热惊风抽搐。

【经验】临床中可以本品治疗浅表性胃炎、胃溃疡、胃黏膜脱落，症见口干、舌光苔剥、镜面舌、食欲减退、食后腹胀等。此时用量不宜超过3g，有刺激胆汁分泌、助消化的作用。

二、焦三仙

焦山楂酸甘微温，入脾、胃、肝经，能健脾养胃、消食化积，能消一切饮食积滞，尤其是肉食积滞。山楂味酸，可促进人体胃液的分泌，从而发挥治疗饮食积滞之脘腹胀痛、痞满吞酸的作用。

焦麦芽能消食下气、健脾和胃，用于肝郁不舒，胃气不降导致的脘腹胀满、食积不消、呕吐泄泻、口苦、纳差、胸胁满闷。

焦神曲辛可行气散结，入脾、胃经，可消食化积，尤善消谷物之积，治疗饮食积滞之胸腹胀满、食积不化、嗳腐吞酸，以及脾胃虚弱之呕吐泻痢、小儿食积，也可治疗外感感冒。

三、配伍使用

【伍用功能】龙胆苦能燥湿、降泄，寒能清热，入肝、胆经，可泻肝胆湿热郁火，祛下焦湿热。焦山楂酸甘微温，入脾、胃、肝经；焦麦芽消食下气，健脾和胃，用于肝郁不疏，胃气不降之证；焦神曲辛可行气散结，入脾、胃经，可消食化积，尤善消谷物之积。二药合用，有清热燥湿、健脾消食之功。

【伍用主治】胃痞。用于治疗食积不化，湿热内蕴引起的胃痞，临床症见食欲不振、口苦、胃脘胀满不适等。

【用法用量】龙胆3g以下内服有刺激胆汁分泌、助消化之功，10~15g可清肝胆湿热，30g左右可治风湿痹痛。焦三仙各10~15g。

鸡内金　全蝎

一、鸡内金

【性味归经】甘，平。归脾、胃、小肠、膀胱经。

【功能主治】养胃消食，涩精止遗，通淋化石。

鸡内金味甘，性平，归脾、胃、小肠、膀胱经，有健胃消食化滞之功，用于米面薯芋乳肉等各种食积引起的脘腹胀满、不思饮食、恶心呕吐，亦用治小儿疳积、泄泻泻痢；可解毒消肿，治疗口舌生疮、咽喉肿痛、牙龈肿痛等症；还有通淋化石、涩精止遗的功效，治淋证、阳痿早泄、胆结石、肾结石等症。

二、全蝎

【性味归经】辛，平；有毒。归肝经。

【功能主治】息风镇痉，攻毒散结，通络止痛。

全蝎辛可散结，入肝经，性善走窜，可平肝息风、搜风通络，功能息风止痉，是治痉挛抽搐之要药，可治急慢性惊风抽搐、癫痫、破伤风、中风、面神经麻痹、半身不遂等；又能解毒散结、通络止痛，治疗风湿顽痹、顽固性头痛。

三、配伍使用

【伍用功能】二药合用，有健脾和胃、消食化滞之功。

【伍用主治】胃痞。用于治疗脾胃虚弱所致食积难消，尤以小儿疳积、厌食、虫积诸症适宜。

【用法用量】鸡内金5~10g，全蝎1~3g。

枳壳　苍术

一、枳壳

性味归经、功能主治详见第一章"桔梗–枳壳"药对。

二、苍术

【性味归经】辛、苦，温。归脾、胃、肝经。

【功能主治】燥湿健脾，祛风散寒，明目。

苍术辛可发散，苦可燥湿，辛开苦降，入脾、胃、肝经，健脾燥湿，可用于急性腹泻，更适合湿重之慢性腹泻；可祛风散寒，由于治疗风湿性头痛、风湿性肩周炎、风湿性腰背痛，是祛风湿之要药；还有明目作用，能够治疗目疾，如白内障、青光眼、夜盲症等。此外，本品可健脾祛湿，而肥人多水湿，故有祛湿减肥之功，对腹型肥胖非常有效。

三、配伍使用

【伍用功能】枳壳苦能降泄，辛能发散，入脾、胃经，有理气宽中、行滞消胀的作用。苍术辛可发散，苦可燥湿，辛开苦降，入脾、胃、肝经，有健脾燥湿之功，是一味祛风湿的要药。二药合用，有健脾祛湿、理气宽中之功。

【伍用主治】胃痞。用于治疗寒湿困脾所致胃脘胀满、嗳气纳呆、呕吐恶心等症。临床中亦常用于治疗中气下陷，脾不升举所致脱肛、子宫脱垂、久泻不愈等病症。

【用法用量】枳壳9~15g，苍术6~15g。

第二节　呕吐

生甘草　连翘

一、生甘草

性味归经、功能主治详见第一章"板蓝根–生甘草"药对。

二、连翘

【性味归经】苦，微寒。归肺、小肠、心经。

【功能主治】清热解毒，消肿散结。

连翘苦可降泄，寒能清热，入肺、小肠、心经，质轻浮散，可疏散风热，长于清心火，散上焦风热，治疗外感风热、温病初起，常与金银花等相须配伍，如银翘散；善清心火、利尿，可治疗热淋涩痛；还可清热解毒、消肿散结，素有疮家圣药之称，治疗痈肿疮毒、瘰疬痰核。

三、配伍使用

【伍用功能】甘草能补益、解毒、缓急止痛，入心、肺、脾、胃经，可补益脾气、补脾养胃，入肺经，可化痰止咳。连翘苦可降泄，寒能清热，入心、肺、小肠经，质轻浮散，可散上焦风热，善清心火、利尿，还可清热解毒、消肿散结。二药合用，有清热解毒、祛湿化痰、软坚散结之功。

【伍用主治】呕吐。用于治疗因热而致呕吐者。也可用于治疗痈肿疮毒、瘰疬、痰核、热淋、咳喘等病症。

【经验】按照传统经验，呕家多忌用生甘草，但笔者于临床实践中遇呕吐因热而致者，在辨证基础上加用生甘草、连翘，效果显著。

【用法用量】生甘草6~15g，连翘6~15g。

丁香　姜半夏

一、丁香

【性味归经】辛，温。归肺、胃、脾、肾经。

【功能主治】降气止呃，温中散寒止痛，温肾助阳。

丁香辛温，善于温中降逆，是治疗胃寒呃逆、呕吐的要药。配伍柿蒂降气止呃，可治疗呃逆；配伍半夏降逆止呕，可治疗呕吐。

二、姜半夏

【性味归经】辛，温。归脾、胃、肺经。

【功能主治】燥湿化痰，消痞散结，降逆止呕。

姜半夏是以生姜25%、白矾1.25%为辅料，将生半夏进行炮制而得。姜半夏长于温中化痰、降逆止呕，多用于治疗呕吐反胃、胸脘痞闷、梅核气等症。

姜半夏味辛性温，入脾、胃、肺经，具有良好的降逆止呕功效，可用于治疗胃气上逆之恶心呕吐。治疗胃寒呕吐，可配伍生姜、藿香、丁香等；治疗胃热呕吐，可配伍黄连、竹茹等；治疗妊娠呕吐，可配伍灶心土等；治疗胃虚呕吐，可配伍人参、白蜜等。

三、配伍使用

【伍用功能】二药合用，有降逆止呕、温中燥湿之功。

【伍用主治】呕吐。用于治疗痰饮内停型呕吐，临床症见呕吐痰涎、胸脘痞闷、食欲差、舌淡、苔白腻、脉弦滑等。

【用法用量】丁香6~10g，姜半夏10~30g。

旋覆花　赭石

一、旋覆花

【性味归经】苦、辛、咸，微温。归肺、脾、胃、大肠经。

【功能主治】消痰平喘，降逆下气。

旋覆花味苦、性温，能降气消痰，且入脾、胃经，能和胃除气止呕，可用于治疗脾胃虚寒或痰湿内聚所致噫气、呕吐等症，常配伍赭石、半夏、生姜等药物。

二、赭石

【性味归经】苦，寒。归肝、心、肺、胃经。

【功能主治】平肝镇逆，凉血止血。

赭石苦可沉降，能重镇肝阳、清泻肝火，为平肝潜阳常用之品，常用于治疗肝肾阴虚，肝阳上亢所致头痛眩晕、耳鸣目胀、头昏头痛、心烦难眠，亦可治疗小儿急、慢惊风。胃之气以降为顺，本品入胃经，善降胃气上逆，可用于治疗胃气上逆所致呕吐、呃逆、嗳气不止；亦可降肺气而平喘，治疗哮喘有声、睡不得卧。本品质重可降气降火，治疗气血上逆，迫血妄行之血证，如吐血、衄血。

临床观察本品可用于治疗呃逆、呕吐、噫气及喘嗽等病症。

三、配伍使用

【伍用功能】二药合用，有降逆止呕、化痰平喘之功。

【伍用主治】呕吐。用于治疗肝气犯胃型呕吐，临床症见呕吐吞酸、嗳气频作、胸胁胀满、舌红、苔白、脉弦等。

【用法用量】旋覆花15~30g，赭石15~30g。

第三节　呃逆

陈皮　竹茹

一、陈皮

【性味归经】辛、苦，温。归脾、肺经。

【功能主治】行气除满，燥湿化痰，健脾和中。

陈皮辛散温通，气味芳香，辛散行气滞，长于理气，入脾肺，兼能和中，可治疗胃失和降之恶心呕吐，乃治疗肺气壅滞、脾胃气滞之要药。治疗胃寒呕吐，可配伍生姜；治疗胃热呕吐，可配伍竹茹、黄连等药。

临床观察本品可用于治疗脾虚所致呃逆、饮食减少、消化不良及恶心呕吐等病症。

二、竹茹

【性味归经】甘，微寒。归肺、胃经。

【功能主治】清热，化痰，止呕。

竹茹味甘，性寒，具有和胃降逆作用，可用于治疗胃热呕吐、呃逆等症，常配伍橘皮、半夏等药，也可以用于治疗妊娠呕吐之症。

三、配伍使用

【伍用功能】二药合用，有降逆止呃、行气和中之功。

【伍用主治】呃逆。用于胃虚兼热型呃逆，临床症见呃逆、心烦易怒、倦怠乏力、舌红、苔薄少津、脉弦细等。

【用法用量】陈皮10~15g，竹茹10~20g。

旋覆花　姜半夏

一、旋覆花

性味归经、功能主治详见第二章"旋覆花–赭石"药对。

二、姜半夏

性味归经、功能主治详见第二章"丁香–姜半夏"药对。

三、配伍使用

【伍用功能】二药合用，有降逆止呃、行气化痰之功。

【伍用主治】呃逆。用于痰浊内阻型呃逆，临床症见呃逆、胃脘饱胀、舌淡、苔白腻、脉弦滑等。

【用法用量】旋覆花15~30g，姜半夏10~30g。

第四节　胃痛

仙鹤草　枸杞子

一、仙鹤草

性味归经、功能主治详见第一章"仙鹤草–蛤蚧"药对。

二、枸杞子

【性味归经】甘，平。归肝、肾经。

【功能主治】滋补肝肾，润肺明目。

枸杞子味甘，性平，入肝、肾经，适用于精亏之眼目昏花、腰膝酸软、眩晕耳鸣、虚劳咳嗽、消渴遗精。《神农本草经疏》曰："子味甘平，其气微寒，润而滋补，兼能退热，而专于补肾润肺，生津益气，为肝肾真阴不足，劳乏内热补益之要药……老人阴虚者，十之七八，故服食家为益精明目之上品，昔人多谓其能生精益气，除阴虚内热，明目者，盖热退则阴生，阴生则精血自长，肝开窍于目，黑水神光属肾，二脏之阴气增益，则目自明矣。"又云："枸杞虽为益阴除热之上药，若病脾胃薄弱，时时泄泻者勿入，须先治其脾胃，俟泄泻已止，乃可用之。"

现代药理学研究表明，枸杞子对肝细胞有保护作用，可以帮助修复已被损伤的肝细胞。枸杞子所含甜菜碱有抑制体内脂肪在肝细胞中沉积的作用，还可以促进肝细胞新生，治疗脂肪肝。本品含有多糖类、维生素、胡萝卜素、黄酮类成分，有抗氧化功效，能够延缓衰老和增强机体免疫功能。此外，枸杞子多糖有降血糖、降血脂作用，还能提高性功能、抗疲劳，可治疗肝肾亏虚之腰膝酸软、遗精盗汗等病症。

三、配伍使用

【伍用功能】仙鹤草味苦、涩，性平，有补虚的功能。枸杞子味甘，入肝、肾经，润而能滋，专于补肾、润肺、生津、益气，为治疗肝肾真阴不足，劳乏内热之要药。二药合用，有益气健脾、滋养肝肾之功。

【伍用主治】胃痛。用于治疗气阴两虚型胃痛，临床症见胃脘隐痛、饥不欲食、腰膝酸软、舌红、苔薄少津、脉细弱等症。

【经验】此药对可用于治疗慢性萎缩性胃炎伴肠化生、低血压、癌症，以及气阴两虚型阵发性心动过速、房颤等。

【用法用量】仙鹤草 10~30g，枸杞子 9~30g。

木香　焦槟榔

一、木香

【性味归经】辛、苦，温。归脾、胃、大肠、三焦、胆经。

【功能主治】行气止痛。

木香味辛、苦，性温，善于行气而止痛，能疏通气机，缓解气机不畅引起的胃痛、腹痛、胸胁痛等痛证。

临床观察本品用于治疗胸腹胀痛、胁肋疼痛及泻痢腹痛等病症。

二、焦槟榔

【性味归经】辛、苦，温。归胃、大肠经。

【功能主治】消积，行水。

槟榔味辛、苦，性温，具有行气消积作用，一般认为有"破气"功能，用于治疗食积气滞、脘腹胀痛、大便不爽、泻痢后重等病症，常配伍枳实、木香等药物。

三、配伍使用

【伍用功能】二药合用，有行气止痛、消积除痞之功。

【伍用主治】胃痛。用于治疗脾胃虚寒型胃痛，临床症见胃痛遇寒加重、喜温喜按、畏寒，舌淡、苔白腻，脉沉弦。

【用法用量】木香 10~15g，焦槟榔 15~30g。

高良姜　枳壳

一、高良姜

【性味归经】辛，热。归脾、胃经。

【功能主治】散寒止痛。

高良姜味辛，性热，善散脾胃寒邪，且有温中止痛之功，可用于治疗脘腹冷痛等病症。治疗胃痛，常与香附配伍同用；治疗腹部疼痛，可配伍肉桂、厚朴等药物。

临床观察本品常用于治疗胃寒作痛及呕吐等病症。

二、枳壳

性味归经、功能主治详见第一章"桔梗–枳壳"药对。

三、配伍使用

【伍用功能】二药合用，有行气止痛、温中散寒之功。

【伍用主治】胃痛。用于治疗肝胃气滞型胃痛，临床症见胃脘灼痛、胃脘胀满、反酸嗳气，舌淡红、苔薄白，脉弦细。

【用法用量】高良姜10~15g，枳壳10~15g。

香附　郁金

一、香附

【性味归经】辛、微苦、微甘，平。归肝、脾、三焦经。

【功能主治】疏肝解郁，理气宽中，调经止痛。

香附味辛可散结，微苦能降泄，微甘能缓急，性平，入肝、脾经。《本草纲目》称其"气病之总司，女科之主帅也"。本品入肝经而善疏肝，有疏肝理气之效，可用治肝郁气滞之胁痛、腹痛，如柴胡疏肝散；可用治寒凝气滞，肝气犯胃之胃脘痛，与高良姜配伍，如良附丸；亦可用治气滞腹痛。本品有行气散结、调经止痛之功，可用于治疗月经不调、痛经、乳房胀痛，与柴胡、川芎、当归配伍同用，如香附归芎汤。

本品盐炙能补肾气，酒炙能行经络，醋炙能消积聚、止痛，姜炙则化痰饮。生用则上行胸膈，外达皮肤；熟用则下走肝肾，外彻腰足。

现代药理学研究显示，本品提取物有镇痛、解热、安定作用，可增强心肌收缩力、减慢心率、抗菌、抗炎，还可使胆汁流量增加，有健胃、促进消化道积气排出的作用。

二、郁金

【性味归经】辛、苦，寒。归肝、心、肺经。

【功能主治】行气解郁，活血止痛，利胆退黄，清热凉血。

本品辛能发散，入肝经，有行气解郁、活血止痛的功效，用于气滞血瘀所致胸胁满闷疼痛、两胁胀痛、痛经，以及石淋所引起的疼痛；能利胆退黄，可用于治疗肝胆湿热引起的湿热黄疸、胁痛尿黄；又可清热凉血，治女子倒经，以及血热吐血、衄血、尿血等症；还能入心经，清心火，开心窍，治疗痰蒙心窍，热陷心包引起的神志昏迷、癫狂痫等症。

临床观察本品可治疗慢性肝炎和肝硬化引起的肝区疼痛，亦可治疗胆结石、肾结石、膀胱结石等引起的疼痛。

三、配伍使用

【伍用功能】二药合用，有行气止痛、消积除胀之功。

【伍用主治】胃痛。用于治疗肝胃郁热型胃痛，临床症见胃脘胀痛、烦躁易怒、反酸嘈杂、口干口苦、舌红、苔黄、脉弦等。

【用法用量】香附10~15g，郁金10~15g。

第五节　腹痛

百合　乌药

一、百合

【性味归经】甘，寒。归心、肺经。

【功能主治】养阴润肺，清心安神。

百合味甘性寒，入肺经，善于清肺润燥止咳，治疗肺燥或肺热咳嗽，症见干咳少痰、痰黏而稠、痰中带血、潮热盗汗，也可用于治疗痰热壅肺，肺失清肃之咳嗽气喘、痰中带血等症。百合入心经，可清心安神，养心阴，用于治疗热病后期余热未消，症见神思恍惚、失眠多梦、心情抑郁，有明显改善睡眠的作用。同时，本品还可减轻胃胀。

现代药理研究显示，本品含有丰富的秋水仙碱，可抑制尿酸形成的尿酸盐在关节、肾脏的结晶沉积；可减轻炎症、有效止痛，对痛风等急性关节炎有治疗作用。

二、乌药

【性味归经】辛，温。归肺、脾、肾、膀胱经。

【功能主治】行气止痛，温肾散寒。

乌药辛可发散，温能通经，可疏通气机、温散寒邪、行气止痛，常用于通理上下诸气。用于气滞、气逆引起的腹部痛症，尤以治下腹胀痛疗效更佳。

临床观察本品可用治腹部疼痛，伴有肠鸣或便溏表现者尤为适宜，多见于西医学功能性胃肠病、肠易激综合征，以及肠粘连导致的轻度肠梗阻，可使肠收缩力增强，蠕动加快，有利于排气止痛；可治疗寒疝、小肠疝气痛，以及附睾炎引起的脐腹痛，亦可治气滞引起的痛经；还可治脉管炎及冠心病心前区疼痛。

三、配伍使用

【伍用功能】二药合用，有散寒止痛、理气除胀之功。

【伍用主治】腹痛。用于治疗气滞引起的脘腹胀满、疼痛不适，泻痢腹痛、里急后重、行气后重自除，小肠寒疝疼痛，以及寒凝肝脉之睾丸肿痛、痛经等。

【经验】百合乌药汤，出自陈修园所著《时方歌括》"治心口痛，服诸药不效者，亦属气痛"，加一味冬瓜皮甘淡微凉，渗湿清热。百合、乌药、冬瓜皮，三药相合疏调胸腹气滞，共奏养阴和胃、行气止痛、清热化湿之功。此方与中医大家步玉如有一分胃气就有一分生机的观点相契合。

【用法用量】百合6~15g，乌药6~10g。

乌药　小茴香

一、乌药

性味归经、功能主治详见第二章"百合–乌药"药对。

二、小茴香

【性味归经】辛、温。归肝、肾、脾、胃经。

【功能主治】理气止痛，调中和胃。

小茴香味辛，性温，具有散寒理气止痛功效，是治疗寒疝腹痛、睾丸偏坠的常用药，可配伍橘核、荔枝核等药物应用；又可温中散寒止痛，治疗脘腹冷痛，可配伍吴茱萸等药物。

三、配伍使用

【伍用功能】二药合用，有温肾散寒、理气止痛之功。

【伍用主治】腹痛。用于治疗寒凝肝脉型腹痛，临床症见小腹冷痛、挛急，手足冷，口淡不渴，舌淡苔白，脉弦紧。

【用法用量】乌药10~15g，小茴香15~30g。

白芍　炙甘草

一、白芍

【性味归经】苦、酸，微寒。归肝经。

【功能主治】养血敛阴，柔肝止痛，平肝阳。

白芍味苦、酸，性寒，功能养血柔肝、缓急止痛，可用于治疗肝气不和所致的胸胁疼痛、腹痛及手足拘挛等症。治疗胁痛，常配伍柴胡、枳壳等药物；治疗腹痛及手足拘挛，常配伍甘草；治疗痢疾腹痛，可配伍黄连、木香等药物。

二、炙甘草

【性味归经】甘，平。归心、肺、脾、胃经。

【功能主治】补中益气，泻火解毒，缓急定痛。

炙甘草味甘性平，能补脾胃不足而益中气，用于治疗脾胃虚弱之证，常配伍党参、白术、茯苓等补气健脾药；治疗心血不足、心阳不振之证，可配伍补血养阴及温通心阳药，如阿胶、生地黄、麦冬、人参、桂枝等。本品亦有缓解挛急之功，常配伍芍药治疗腹中挛急而痛。

三、配伍使用

【伍用功能】二药合用，有柔肝健脾、和胃止痛之功。

【伍用主治】腹痛。用于治疗肝脾不和型腹痛，临床症见腹部胀痛、情绪烦躁、食欲差、大便稀、舌质淡、苔白腻、脉弦等。

【用法用量】白芍10~30g，炙甘草6~15g。

第六节　便秘

当归　肉苁蓉

一、当归

【性味归经】甘、辛，温。归心、肝、脾经。

【功能主治】补血活血，调经止痛，润肠通便。

当归甘可补益，辛可行气活血，温可通经。当归因其功能而命名，长于调血，能使气血各有所归，故为妇科之要药，妇科病的治疗有"十方九当归"之称。根据当归药用部位的不同，其功能也不一样。当归头止血而上行，主要用于便血、尿血、崩漏、带下；当归身补血，治疗血虚引起的头痛、眩晕、痿弱等症状；当归尾活血化瘀，用于经闭腹痛、痛经、癥瘕积聚、痹痛麻木、跌打损伤；全当归和血，治疗各种血证。另外，当归还有润燥滑肠的作用，用于血虚肠燥便秘。

不同炮制品的功效亦略有差异，酒炒当归活血之力增强；土炒当归，既能补血，又无滑肠之弊，用于血虚便溏。

现代药理学研究表明，本品能抗心律不齐和降压，还能抑制血小板聚集、抗血栓形成、抗炎止痛、利胆保肝。

二、肉苁蓉

【性味归经】甘、咸，温。归肾、大肠经。

【功能主治】补肾阳，益精血，润燥通便。

肉苁蓉甘可补益，咸温入肾经、补肾阳，质润，温而不燥，补而不腻，可补肾阳、益精血，治疗肾阳虚衰，精血不足引起的阳痿早泄、遗精遗尿、白浊、尿频、小便淋漓不尽、腰酸膝软、足跟痛、头晕目眩、耳鸣如蝉、宫寒痛经、不孕闭经等症；入大肠经，治疗中老年人的肠燥便秘、习惯性便秘、体虚便秘等症。

现代药理研究显示，本品含多糖类成分，对脑垂体、性腺、胸腺等部位退化有明显的延缓作用；对人体淋巴细胞有促进形成和增强活性的辅助作用，增强机体免疫功能；对肝脏有保护作用，减少血脂在肝脏的形成，抑制脂肪在肝脏堆积；能调节循环系统，软化血管，降低血管阻力，抑制血栓形成，降血压，预防动脉粥样硬化；可减少大肠对水液的吸收，增强小肠蠕动功能，促进排便。

三、配伍使用

【伍用功能】当归甘可补益，辛可行气活血，温可通经，能调血而使气血各有所归，还有润燥滑肠的作用。肉苁蓉甘可补益，咸温入肾经，温而不燥，补而不腻，可补肾阳、益精血，又入大肠经，可促进排便。肉苁蓉重于补，当归侧重于通，合用通补结合，有补肾助阳、益精补血、润肠通便之功。

【伍用主治】便秘。用于治疗年老体弱，大病初愈，产后精血不足，肾阴阳两虚之便秘，多伴见面色萎黄、眩晕心悸、血虚不孕、虚寒腹痛、腰膝酸软、筋骨无力、阳痿早泄等。

【出处】当归、肉苁蓉两药伍用，出自明代医家张景岳所著《景岳全书》中的著名方剂济川煎，功能活血补肾、润肠通便。治年老体弱，大病初愈，妇人产后精血不足肾气亏损的便秘之患。

【用法用量】当归9~15g，肉苁蓉9~15g。

生白术　炙紫菀

一、生白术

【性味归经】苦、甘，温。归脾、胃经。

【功能主治】健脾燥湿，补气止汗，利水安胎。

白术甘可补虚，苦可燥湿，温可通经，入脾、胃经。脾有喜燥恶湿之性，白术既可健脾补气，又可燥湿利水，与脾之性相合，故被前人誉为"补脾第一要药"，常用于治疗脾气虚弱，中焦运化失司，水湿内停引起的食少便溏、痰饮水肿，以及中气下陷引起的脱肛、子宫脱垂、胃下垂、脾虚带下。本品可以补气健脾、固表止汗，常用于治疗脾失健运，肺气不固之表虚自汗、易感风寒，当配伍黄芪、防风组成玉屏风散，以补气健脾、利水止汗，也可以用于脾气虚弱之妇人胎动不安。

二、炙紫菀

性味归经、功能主治详见第一章"蔓荆子–炙紫菀"药对。

三、配伍使用

【伍用功能】二药合用，有润肺下气、补气通便之功。

【伍用主治】便秘。用于治疗脾肺气虚型便秘，临床症见胸闷气短、乏力倦怠、大便前干后稀或大便不调等。

【用法用量】生白术15~30g，炙紫菀9~15g。

牛蒡子　郁李仁

一、牛蒡子

【性味归经】辛、苦，寒。归肺、胃经。

【功能主治】疏散风热，宣肺透疹，解毒消肿。

牛蒡子辛可发散，苦能降泄，寒可清热，升散之中有沉降，入肺经可疏散风热，能化痰宣肺、解毒消肿，治疗风热感冒、咳嗽痰多、咽喉肿痛等症；可疏散风热、透疹解毒，治疗麻疹不透或透而复隐；又可散风止痒，治疗风湿引起的疮疡、皮肤瘙痒等症；还可外散风热，内解热毒，有清热解毒、清喉利咽的作用，治疗疮疡肿毒、痄腮、喉痹等热毒引起的病症；辛开散结，可治疗女性急性乳腺炎、小叶增生、肿瘤等症。

二、郁李仁

【性味归经】辛、苦、甘，平。归大肠、小肠经。

【功能主治】润肠通便，下气利水。

郁李仁辛、苦、甘，质润多汁，有利水、通便、通关格、下气止嗽、祛风止痛之功。本品可利水消肿，治疗水肿，症见胸满气急、四肢浮肿、腹胁胀满。本品质润多汁，有润燥滑肠作用，治老年或产后血虚便秘及习惯性便秘。小便不通为关，呕吐不止为格，本品可通过利小便治疗关格。本品可治疗脚气病，如《世医得效方》载郁李仁散，治疗脚气肿满喘促、大小便涩，方中郁李仁为主药，有利尿、通便、下气泻肺之效，一药三用。本品有下气之能，可治疗肺气不降之咳嗽喘满。此外，本品临床观察可以治疗紧张性头痛、偏头痛、丛集性头痛、慢性肾功能衰竭、尿毒症、慢性支气管炎、肺气肿、慢性肺源性心脏病（肺心病）。

三、配伍使用

【伍用功能】牛蒡子辛可发散，苦能降泄，寒可清热，入肺经可疏散风热，能化痰宣肺、解毒消肿、疏散风热、清热解毒。郁李仁辛、苦、甘，质润多汁，有利水消肿、润燥滑肠的作用。二药合用，有润肠通便、利水消肿之功。

【伍用主治】便秘。用于治疗肝郁燥热型便秘，临床症见胸满气急、腹胁胀满、四肢浮肿、大便干、小便不利等。

【用法用量】牛蒡子9~15g，郁李仁6~15g。

肉桂　火麻仁

一、肉桂

【性味归经】辛、甘，大热。归肾、脾、心、肝经。

【功能主治】补火助阳，引火归元，散寒止痛，温通经脉。

肉桂味辛、甘，性大热，入脾、肾、心、肝经，善补火助阳、益阳消阴、温补命门之火、引火归原，为治虚阳上浮，下元虚冷之要药，症见眩晕、面赤、虚喘、汗出等。若虚火上扰于心，心烦不得眠，可与黄连（清心火）合用，如交泰丸。本品对寒邪内侵或脾胃虚寒所致的脘腹冷痛、食少便溏、虚寒吐泻、寒疝腹痛等，可单方或复方应用；亦可治疗肾阳不足，命门火衰所致的阳痿、宫寒、畏寒肢冷、尿频、腰膝酸软等。本品还有行气血、通经脉、散寒邪、止痛的功效，可治疗经寒血滞引起的痛经、闭经、痹痛、腰痛、胸痹、阴疽、痈肿成脓不溃或已溃不敛。

二、火麻仁

【性味归经】甘，平。归脾、大肠经。

【功能主治】润肠通便，活血利水。

火麻仁甘平，质润多脂，能润肠通便，用于治疗血虚津亏之肠燥便秘；可活血调经，治疗痛经、月经不调、经期不畅，外敷可用于治疗跌打损伤疼痛、风湿痹痛；还可利水消肿，治疗小便不利、水肿等症。本品可以降低胆固醇含量，防止脂肪在血管内堆积，增加血管通透性，软化血管，从而预防高血压、高脂血症、冠状动脉粥样硬化等症。

三、配伍使用

【伍用功能】肉桂辛甘大热，入脾、肾、心、肝经，善补火助阳，能温补命门之火、引火归原；火麻仁甘平，质润多脂，能润肠通便。二药合用，有润肠通便、引火归原之功。

【伍用主治】便秘。用于治疗上热下寒，血虚津亏之肠燥便秘，临床症见口舌生疮、牙龈肿痛、咽喉肿痛、心烦失眠、潮热盗汗、手脚发凉、少腹冷痛等。也可以治疗经寒血滞引起痛经、闭经，以及腰痛、胸痹。

【用法用量】肉桂3~9g，火麻仁6~15g。

第七节　泄泻

仙鹤草　伏龙肝

一、仙鹤草

性味归经、功能主治详见第一章"仙鹤草–蛤蚧"药对。

二、伏龙肝

【性味归经】辛，温。归脾、胃经。

【功能主治】温中燥湿，止呕，止泻，止血。

伏龙肝味辛性温，入脾、胃经，有温中燥湿、止呕止泻的作用，可治疗呕吐反胃、腹痛泄泻，还可收敛止血，治疗吐血、衄血、便血、尿血、妊娠恶阻、崩漏带下、痈肿溃疡等。

三、配伍使用

【伍用功能】仙鹤草苦能解毒，还可补脾虚、止血。伏龙肝味辛性温，入脾、胃经，有温中燥湿、止呕止泻、收敛止血的作用。二药合用，则健脾和胃、收敛止血。

【伍用主治】泄泻。用于治疗中焦虚寒所致的腹痛泄泻、呕吐反胃、消化道出血等。

【用法用量】仙鹤草15~30g；伏龙肝15~30g，包煎。

煅牡蛎　炒山药

一、煅牡蛎

【性味归经】咸、涩，微寒。归肝、胆、肾经。

【功能主治】重镇安神，潜阳补阴，软坚散结，收敛固涩。

煅牡蛎咸寒质重，入肝、肾经，能敛魂魄、镇惊安神，治疗心神不安、惊悸失眠；有平肝潜阳益阴功效，治肝阴不足，肝阳上亢所致头晕、头痛、目眩、烦躁不安、四肢抽搐、心悸失眠等；可收敛固涩，治疗体虚滑脱所致遗精、崩漏、盗汗、泄泻、带下等症；还可软坚散结，治疗甲状腺结节、痰核、瘾瘕积聚。此外，煅牡蛎收敛固涩、制酸止痛，可治反酸、胃痛等症。

二、炒山药

【性味归经】甘，平。归脾、肺、肾经。

【功能主治】健脾养胃，补肺生津，补肾涩精。

炒山药甘平补虚，入脾、肺、肾经，既能补气，又可养阴，作用平和，补而不腻。本品有健脾止泻作用，治疗脾胃虚弱之食少便溏、泄泻；为平补气阴两虚之要药，能补气生津，治虚劳咳嗽、消渴，又可补肺肾而治肺肾两虚咳嗽；还有固涩之力，可治遗精、尿频、带下。此外，炒山药为药食同源之品，可补中益气、聪耳明目，治虚劳羸瘦。

三、配伍使用

【伍用功能】二药合用，有健脾止泻、收敛止带之功。

【伍用主治】泄泻。用于治疗脾胃亏虚所致久泻不止，以及白带淋漓不净日久不愈等症。

【用法用量】煅牡蛎15~30g，炒山药9~15g。

生白术　炒薏苡仁

一、生白术

性味归经、功能主治详见第二章"生白术–炙紫菀"药对。

二、炒薏苡仁

【性味归经】甘、淡，平。归肺、脾、胃经。

【功能主治】健脾补肺，利水渗湿，除痹排脓，散结解毒。

炒薏苡仁甘能健脾，淡能渗湿，治疗脾虚湿浊阻滞所致少腹胀满、水肿、脚气浮肿、小便不利、食少便溏。脾主肌肉、四肢，本品可健脾祛湿除痹，治疗风湿久痹筋脉拘挛者，还可治疗暑湿和暑热夹湿所致周身疼痛。本品性凉，可清热排脓，治疗肺痈，症见咳吐脓痰、胸痛，亦治肠痈。

临床观察可治疗胆囊息肉、肠息肉、扁平疣、脂肪瘤、肿瘤等，还可调节胃肠道功能，利水渗湿，治疗脾虚腹泻，并具有减肥、抗肿瘤、降血糖、调节免疫功能等药理作用。

三、配伍使用

【伍用功能】白术甘可补虚，苦可燥湿，温可通经，入脾、胃经，被前人誉为"补脾第一要药"，可以补气健脾、固表止汗、安胎。炒薏苡仁甘能健脾，淡能渗湿，对于脾虚湿浊阻滞者尤为适宜，且健脾力强，能够渗肌肉筋骨之湿邪，祛湿除痹。二药合用，则健脾益气、利水渗湿。

【伍用主治】泄泻。用于治疗脾虚湿盛型泄泻，临床症见饮食不化、胸脘痞闷、四肢乏力、肠鸣泄泻等。

【用法用量】生白术9~15g，炒薏苡仁15~30g。

生甘草　伏龙肝

一、生甘草

性味归经、功能主治详见第一章"板蓝根-生甘草"药对。

二、伏龙肝

性味归经、功能主治详见第二章"仙鹤草-伏龙肝"药对。

三、配伍使用

【伍用功能】生甘草外散风热，内解热毒，可缓急止痛，用于治疗脾胃虚寒腹痛。伏龙肝味辛性温，入脾、胃经，可暖胃温脾、温中燥湿、止呕止泻。二药合用，则健脾止泻、缓急止痛。

【伍用主治】泄泻。用于治疗寒热错杂所致的泄泻、呕吐、腹痛诸症，中气不足的患者尤为适宜。

【用法用量】生甘草6~15g，伏龙肝30~80g。

苍术　伏龙肝

一、苍术

性味归经、功能主治详见第一章"枳壳-苍术"药对。

二、伏龙肝

性味归经、功能主治详见第二章"仙鹤草-伏龙肝"药对。

三、配伍使用

【伍用功能】苍术辛可发散，苦可燥湿，辛开苦降，入脾、胃、肝经，有健脾燥湿作用，还可健脾止泻。伏龙肝味辛性温，入脾、胃经，可温中燥湿、暖胃温脾、止呕止泻。二药合用，有温中化湿、涩肠止泻之功。

【伍用主治】泄泻。用于治疗中焦虚寒，脾不化湿，脾失健运所致久泻不止、身体虚弱之症。

【用法用量】苍术9~15g，伏龙肝30~100g。

第八节 痢疾

仙鹤草 白头翁

一、仙鹤草

性味归经、功能主治详见第一章"仙鹤草-蛤蚧"药对。

二、白头翁

【性味归经】苦，寒。归胃、大肠经。

【功能主治】清热解毒，凉血止痢。

白头翁味苦性寒，苦能解毒、燥湿，可清大肠湿热及血之热毒，用于治疗热毒血痢，症见肛门灼热、下利脓血，又治癥瘕积聚及下焦湿热引起的阴痒、带下。

临床观察本品可用于治疗消化性溃疡、异常子宫出血、淋巴结结核、神经性皮炎、癌症等。

三、配伍使用

【伍用功能】仙鹤草苦能解毒，除可用于治疗疟疾引起的寒热，还可涩肠止泻而治疗痢疾。白头翁味苦性寒，苦能燥湿解毒，可清大肠湿热及血之热毒，用于热毒血痢。二药合用，有清热解毒、祛湿止痢之功。

【伍用主治】痢疾。用于治疗溃疡性结肠炎，症见脓血相间，脓多于血，缠绵不愈，泻下黄白相间黏冻，腹中隐痛绵绵不休者。

【用法用量】仙鹤草30~50g，白头翁15~30g。

伏龙肝 白头翁

一、伏龙肝

性味归经、功能主治详见第二章"仙鹤草-伏龙肝"药对。

二、白头翁

性味归经、功能主治详见第二章"仙鹤草-白头翁"药对。

三、配伍使用

【伍用功能】伏龙肝味辛性温，入脾、胃经，有温中燥湿、止呕止泻、收敛止血的作用。白头翁味苦性寒，苦能解毒、燥湿，可清大肠湿热及血之热毒，用于热毒血痢。二药合用，有健脾止泻、收敛止血、清热解毒之功。

【伍用主治】痢疾。用于治疗溃疡性结肠炎，久病不愈，泄泻腹痛，脓血相间者。

【经验】临床中常将此药对用于治疗痢疾之脾虚症状突出者，症见脓血便、脓多血少。

【用法用量】伏龙肝30~50g，白头翁9~15g。

伏龙肝　生地榆

一、伏龙肝

性味归经、功能主治详见第二章"仙鹤草–伏龙肝"药对。

二、生地榆

【性味归经】苦、酸、涩，微寒。归肝、胃、大肠经。

【功能主治】清热凉血，止血解毒，敛疮。

生地榆味苦，性寒，入血分，可解血中之热毒，味酸而涩，能涩血妄行，主入下焦，可治血热导致的血尿、便血、痔疮出血、崩漏下血，对于血痢不止者有很好疗效。本品可清热解毒敛疮，正如《本草纲目》所云"诸疮痛者加地榆，痒者加黄芩"，可用于治疗烧伤、湿疮等。

【经验】将本品研细粉，过一百五十目筛，加少许冰片。将香油煮沸后迅速投入药粉，搅拌成糊状，放凉后保存于消毒容器中。用时直接涂抹于患处，能够迅速形成一层厚厚的药痂，防止细菌感染、减少炎性渗出、缓解疼痛。

此外，还可用本品100g，加100g煅石膏、20g枯矾，共研细粉备用。对于急性湿疹、慢性湿疹浸润型、脂溢性湿疹、婴幼儿湿疹均有疗效。

三、配伍使用

【伍用功能】伏龙肝味辛，性温，入脾、胃经，有温中燥湿作用，可暖胃温脾、止呕止泻，还可收敛止血。生地榆味苦，性寒，入血分可清血中之热毒，味酸而涩，能涩血妄行，主入下焦，有清热解毒敛疮之效。二药合用，有疏肝理脾、愈疡止血之功。

【伍用主治】痢疾。用于治疗慢性结肠炎，慢性胃炎，消化道溃疡伴呕血、便血诸症；亦可治疗胃神经官能症、肠结核、慢性肝炎、肝硬化、放化疗后食欲差等。

【用法用量】伏龙肝30~60g，生地榆9~15g。

第九节　痔疮

仙鹤草　生地榆

一、仙鹤草

性味归经、功能主治详见第一章"仙鹤草–蛤蚧"药对。

二、生地榆

性味归经、功能主治详见第二章"伏龙肝–生地榆"药对。

三、配伍使用

【伍用功能】仙鹤草苦能解毒，除疟疾寒热外，还可用于治疗疮痈肿毒，能补脾虚、止血。生地榆味苦，性寒，入血分可解血中之热毒，味酸而涩，能涩血妄行，且主入下焦，故可治血热导致的尿血便血、痔疮出血、崩漏下血，还止痢，对于血痢不止有很好疗效。二药合用，有清热解毒、敛疮止血之功。

【伍用主治】痔疮。用于治疗痔疮下血，胃及十二指肠球部溃疡所致大便潜血阳性，以及痢疾之脓血便，亦可治疗小便带血、崩漏下血、脱肛等。

【用法用量】仙鹤草30~50g，生地榆9~15g。

茜草　苦参

一、茜草

【性味归经】苦，寒。归肝经。

【功能主治】凉血止血，行血祛瘀。

茜草味苦，性寒，具有凉血止血的作用，主要用于治疗血热妄行所致血证，多配伍山栀、生地黄、地榆等药。

二、苦参

【性味归经】苦，寒。归心、肝、胃、大肠、膀胱经。

【功能主治】清热燥湿，杀虫利尿。

苦参苦可燥湿，寒可清热，有清热燥湿的作用，能够治疗湿热蕴结肠胃所致湿热泻痢、肠风下血、酒毒下血、赤白带下、脱肛及湿疹；亦可杀虫利尿，用于治疗下部疮瘘、疥癞瘙痒难忍、外阴瘙痒、小便不畅等。

临床观察本品可治疗小儿肺炎，症见呼吸急促、面色青紫、四肢厥冷、心悸、突然憋气、满头大汗、面色苍白；对急性扁桃体炎、慢性气管炎、结肠炎、细菌性痢疾、急性肠胃炎、急性传染性肝炎、胆囊炎及膀胱炎也有一定疗效；还可杀虫，用于治疗肠道滴虫病、滴虫性阴道炎，以及血吸虫病所致腹水。

三、配伍使用

【伍用功能】二药合用，有凉血止血、燥湿止痒之功。

【伍用主治】痔疮。用于治疗湿热下注型痔疮出血，临床症见便血，色鲜红、量多，肛门瘙痒、肿胀，小便黄，舌红、苔黄腻，脉弦滑。

【用法用量】茜草15~30g，苦参15~30g。

地榆炭　槐花

一、地榆炭

【性味归经】苦、酸，微寒。归大肠经。

【功能主治】凉血止血，泻火敛疮。

地榆味苦，性寒，具有凉血止血的功效，长于治疗下部出血，为治疗痔血、便血等症常用之药，常配伍槐花等药物。

临床观察本品可用于治疗便血、血痢、痔疮出血等病症。

二、槐花

【性味归经】苦，微寒。归肝、大肠经。

【功能主治】凉血止血。

槐花味苦，性寒，具有凉血止血的功效，主要用于治疗由血热引起的多种出血病症。本品善治下部出血，多用于便血、痔血等症，常配伍地榆、仙鹤草、白茅根、侧柏叶等药。

三、配伍使用

【伍用功能】二药合用，有凉血止血、解毒敛疮之功。

【伍用主治】痔疮。用于治疗风伤肠络型痔疮，临床症见大便带血、色鲜红，口干咽燥，肛门瘙痒，大便干结，舌红苔黄，脉浮数。

【用法用量】地榆炭15~30g，槐花10~15g。

第十节　胃肠息肉

败酱草　牡蛎

一、败酱草

性味归经、功能主治详见第一章"败酱草–鲜竹沥"药对。

二、牡蛎

【性味归经】咸、涩，微寒。归肝、胆、肾经。

【功能主治】重镇安神，平肝潜阳，收敛固涩，软坚散结，制酸止痛。

牡蛎具有重镇安神、平肝潜阳的作用，可用于治疗肝阴不足、肝阳上亢等病症，常配伍珍珠母、钩藤等药物；治疗邪热伤阴、虚风内动等症，可配伍龟甲、鳖甲等药物。

临床观察本品可用于治疗肝风内动所致惊痫、四肢抽搐，以及肝阳上亢所致头晕目眩等病症。

三、配伍使用

【伍用功能】二药合用，有清热化痰、软坚散结之功。

【伍用主治】胃肠息肉。对痰湿内蕴，久聚不化的胃肠息肉疗效显著。

【用法用量】败酱草10~30g，牡蛎15~30g。

僵蚕　乌梅

一、僵蚕

【性味归经】咸、辛，平。归肺、肝、胃经。

【功能主治】息风止痉，除痰散结，通络止痛。

僵蚕咸可软坚散结，辛可发散活血行气，性平，入肝经，有息风止痉之功，可治疗肝风内动所致痉挛抽搐，如小儿急、慢惊风；可治疗外感实邪，入里化热，或痰热互结，症见高热神昏、抽搐、角弓反张；亦可治疗癫痫，症见手足抽搐、神志不清、口吐痰涎，无论寒热虚实均可应用。本品可化痰散结，治疗痰瘀阻滞经络引起的顽固性头痛，以及乳汁不下、乳腺炎等症；可通络祛风，用于中风、面瘫，症见半身不遂、神昏谵语、失音、口眼歪斜、肢体麻木、流涎等；亦可清热疏风、消疹止痒，治疗湿疹、荨麻疹、过敏性皮炎，对于咽喉肿痛、声音嘶哑、口干口苦也有疗效。

【经验】临床应用僵蚕粉15g治疗糖尿病，分3次服用，1个月为一疗程，能够使患者的血糖水平有不同程度的下降。

二、乌梅

【性味归经】酸，平。归肝、脾、肺、大肠经。

【功能主治】敛肺，涩肠，生津，安蛔。

乌梅味酸，性平，具有敛肺止咳的功效，治疗久咳不止、痰液稀少等症，可配伍罂粟壳、半夏、杏仁等药物。

临床观察本品可用于治疗久咳不止等病症。

三、配伍使用

【伍用功能】僵蚕咸可软坚散结，辛可发散活血行气。乌梅酸可收敛，能敛肺止咳、涩肠止泻、安蛔止痛、生津止渴。僵蚕可散，乌梅收敛，两药合用，一散一收，共奏软坚化痰、消瘤散结之功。

【伍用主治】胃肠息肉。本药对也可用于治疗其他多类囊肿、息肉。

【用法用量】僵蚕6~10g，乌梅3~6g。治疗囊肿、息肉时，用量多在10g左右。

第三章　心脑血管疾病常用药对

第一节　心悸

苦参　珍珠母

一、苦参

性味归经、功能主治详见第二章"茜草-苦参"药对。

二、珍珠母

【性味归经】咸，寒。归心、肝经。

【功能主治】平肝潜阳，安神定志，明目退翳。

珍珠母味咸性寒，入肝经，能平肝潜阳、益肝阴，用于肝阴不足，肝阳上亢引起的头痛眩晕、耳鸣如蝉、心悸失眠、心神不宁、烦躁易怒、癫痫、惊风抽搐；又可明目退翳，用于治疗肝热目赤、羞明怕光、视物昏花、白内障、夜盲症、角膜炎、结膜炎等症。

三、配伍使用

【伍用功能】苦参苦可燥湿，寒可清热，有清热燥湿的作用。珍珠母味咸性寒，入肝经，能平肝潜阳、益肝阴，亦可明目退翳、安神定志。二药合用，有清热燥湿、平肝潜阳、宁心安神之功。

【伍用主治】心悸。用于治疗心悸怔忡、心绞痛、心动过速之症，也可治疗疥癣等皮肤病引起的瘙痒症状。

【用法用量】苦参9~30g，珍珠母9~30g。

桑寄生　生龟甲

一、桑寄生

【性味归经】苦、甘，平。归肝、肾经。

【功能主治】祛风除湿，滋补肝肾，强筋壮骨，安胎。

桑寄生苦能燥湿，甘平能补，入肝、肾经，可祛邪不伤正，扶正不留邪，适用于多种病证之阴虚热证或阳虚寒证。本品可祛风除湿，治疗痹证日久；能够滋补肝肾、强筋壮骨，治疗肝肾不足之腰膝酸痛；又可养血安胎，治疗崩漏、妊娠漏血、胎动不安。

临床观察本品还有治疗冠心病、缓解心绞痛、降血压、降低胆固醇的作用。还可促进人体血液循环，降低血液黏稠度，抑制血小板聚集，促进抗凝血酶产生，防止血栓形成。

二、生龟甲

【性味归经】咸、甘，微寒。归心、肝、肾经。

【功能主治】滋阴潜阳，益肾强骨，养血补心，固经止崩。

龟甲为血肉有情之品，味咸、甘，性微寒，入心、肝、肾经，有滋阴潜阳之功效，对于肝肾阴虚，肝阳上亢引起的眩晕、耳鸣如蝉、骨蒸潮热、遗精盗汗、咳嗽咯血、心烦易怒、足膝热痛等病症有很好的疗效；能补肾壮阳，治疗肾阳不足引起的腰膝酸软、自汗、形寒肢冷、阳痿早泄、遗精滑精；又可养血安神，治疗心烦气躁、失眠健忘、心悸不安；还能固经止血，用于治疗女性月经过多、崩漏下血、产后出血，对于阴虚火旺，血热妄行引起的各种出血也有一定的疗效。

三、配伍使用

【伍用功能】二药合用，有滋补肝肾、养心安神之功。

【伍用主治】心悸。用于治疗肝肾阴亏，水火失济，阴维缺源，心无所养所致的心中憺憺大动，甚则心中痛之症，临床症见心悸气短、头昏耳鸣、五心烦热、腰膝酸痛、足跟痛等；也可用于治疗围绝经期综合征。

【用法用量】桑寄生9~30g，生龟甲9~30g。

仙鹤草　生麦芽

一、仙鹤草

性味归经、功能主治详见第一章"仙鹤草–蛤蚧"药对。

二、生麦芽

【性味归经】甘，平。归脾、胃、肝经。

【功能主治】消食下气，和胃健脾，回乳消胀。

生麦芽疏肝下气，健脾和胃，用于肝郁不舒，胃气不降导致的脘腹胀满、食积不消、呕吐、泄泻、口苦、纳差、胸胁满闷。炒麦芽可行气消食、回乳消胀，治疗妇人乳汁郁积、乳房胀痛、断乳等症。

现代药理学研究显示，生麦芽可以治疗胆囊炎、胆结石、肝炎、肝硬化、肝癌，慢性胃肠炎，乳腺疾病，月经不调。其有效成分大麦碱的药理作用类似麻黄碱，为支气管扩张剂，还有抗真菌作用。

三、配伍使用

【伍用功能】仙鹤草味苦、涩，性平，入心、肝经，有清热解毒、止泻止血、截疟、滋阴补虚功能。生麦芽疏肝下气，健脾和胃。二药合用，有疏肝健脾、养心安神之功。

【伍用主治】心悸。用于治疗肝郁气滞，心气不足型心悸。也可用于治疗房颤、自汗盗汗、久咳、月经不调等。

【用法用量】仙鹤草50~150g，生麦芽60~180g。

第二节　胸痹

桑寄生　丹参

一、桑寄生

性味归经、功能主治详见第三章"桑寄生–生龟甲"药对。

二、丹参

【性味归经】苦，微寒。归心、肝经。

【功能主治】活血化瘀，通经止痛，清心除烦，凉血消痈。

丹参苦寒清泄，入血分，归心、肝经，祛瘀而不伤正，可以用于治疗各种瘀血证，以血热瘀滞效果为佳。本品既善活血调经，为妇科调经之常用药，可用于治疗月经不调、血瘀经闭、痛经、产后瘀滞腹痛；又可祛瘀止痛、通行血脉，用于治疗血脉瘀阻之胸痹、胸胁刺痛、脘腹疼痛、癥瘕积聚、跌打损伤、风湿痹痛；还能祛瘀生新，古人云："一味丹参散，功同四物汤。"此外，本品能凉血活血、清热消痈，与清热解毒药合用治疗疮痈肿毒；又能清心安神，与酸枣仁同用治疗热病神昏、烦躁、心悸、失眠。

现代药理学研究表明，本品能扩张冠状动脉，改善心肌缺血和心脏功能，治疗心肌梗死，调节心率，并能扩张外周血管、改善微循环，具有抗凝血、抑制血小板聚集、抑制血栓形成的作用。

三、配伍使用

【伍用功能】桑寄生苦能燥湿，甘平能补，入肝、肾经，祛邪不伤正，扶正不留邪，既可祛风湿，又长于补肝肾、强筋骨，还有补肝养血安胎的作用。丹参苦寒清泄，入血分，归心、肝经，既善活血调经，祛瘀而不伤正，还可祛瘀止痛、通行血脉，有治疗冠心病、心绞痛的作用。二药合用，有活血祛瘀、通络止痛之功。

【伍用主治】胸痹。用于治疗血瘀胸痹引起的冠心病、心绞痛，有降血压、降低胆固醇的作用。

【用法用量】桑寄生15~30g，丹参15~30g。

桑寄生　薤白

一、桑寄生

性味归经、功能主治详见第三章"桑寄生–生龟甲"药对。

二、薤白

【性味归经】辛、苦，温。归心、肺、胃、大肠经。

【功能主治】通阳散结，行气导滞。

薤白辛可发散，苦能降泄，温能通经，有温阳通经的功效，可散阴寒之凝滞，通胸阳之痹结，是治疗胸痹（相当于西医学的心肌梗死、心绞痛、心肌缺血）之要药，症见心前区憋闷、胸痛彻背、喘息气促、不得平卧、冷汗不止。此外，本品入肺经，能通壅滞、降痰浊，可止咳平喘，治疗外感风寒，肺失宣降所致咳嗽气喘、胸部胀满、痰多稀薄。本品还可行气导滞，用于治疗胃肠气滞引起的泻痢里急后重。

三、配伍使用

【伍用功能】桑寄生苦能燥湿，甘平能补，入肝、肾经，祛邪不伤正，扶正不留邪，既可祛风湿，又长于补肝肾、强筋骨，还有补肝养血安胎的作用。薤白辛可发散，苦能降泄，温能通经，可散阴寒之凝滞，通胸阳之痹结，是治疗胸痹之要药。二药合用，有温阳通经、行气导滞之功。

【伍用主治】胸痹。用于治疗胸阳不振，痰浊阻滞者。

【用法用量】桑寄生15~30g，薤白9~15g。

第三节　失眠

油松节　龙眼肉

一、油松节

性味归经、功能主治详见第一章"油松节-蜂房"药对。

二、龙眼肉

【性味归经】甘，温。归心、脾经。

【功能主治】补气血，益心脾，安神定志。

龙眼肉味甘，性温，入心、脾经，有补心健脾、养血安神的功效，可治疗血虚引起的心悸、失眠、健忘、精神衰弱，以及病后、产后身体虚弱等症。现代研究证实，本品有提高机体免疫功能、抑制癌细胞、降血脂、增加冠状动脉血流量的作用。

三、配伍使用

【伍用功能】油松节辛开，苦降，温通，善于祛风除湿、舒筋活络、行气活血、通利关节。龙眼肉味甘，性温，入心、脾经，有补心健脾、养血安神的功效。油松节补虚固本，强化脾肾，通气和血；龙眼肉益气补血，安神定志。二药合用，有补气养血、安神定志之功。

【伍用主治】失眠。用于治疗心脾两虚，血不养心之心神不宁、失眠惊悸，亦可治疗病后、产后身体虚弱所致失眠。

【用法用量】油松节15~30g，龙眼肉9~15g。

合欢皮　蒺藜

一、合欢皮

【性味归经】甘，平。归心、肝、肺经。

【功能主治】宁心解郁，活血消肿。

合欢皮甘能缓急，入心、肝经，能开解肝郁。肝气和能安五脏，主和缓心气，心气和缓则神明自安。故本品可用于治疗情志不遂，烦躁易怒，两胁胀满，心神不安，忧郁失眠，多梦健忘。本品入肺经，可用于治疗肺脓肿或肺痈引起的咳嗽痰多等症。本品还有活血消肿之功，临床中常以本品外用治疗跌打损伤，有促进断骨再生、消肿止痛的作用，常用于骨折后外敷。

二、蒺藜

【性味归经】苦、辛，微温；有小毒。归肝经。

【功能主治】疏肝解郁，活血明目，祛风止痒。

蒺藜苦能降泄，入肝经，有疏肝解郁、平肝潜阳之功，可用于治疗肝阳上亢引起的头痛眩晕，以及肝郁不舒引起的胸胁胀痛、乳汁不通、乳房胀痛、闭经。本品入肝经，肝经循行入阴毛、环阴器，且肝主筋，而前阴为宗筋所聚，故可治疗肝郁不舒导致的阳痿。蒺藜主清肝经风热，可明目退翳，治疗目赤肿痛、多泪、视物模糊。本品尚有行气祛瘀之功，可用于治疗癥瘕积聚及冠心病心绞痛。

临床观察本品可治疗角膜炎、急性结膜炎，可用于角膜炎退行期，为治风明目的常用药；可用于治疗皮肤瘙痒、皮疹，如慢性湿疹、荨麻疹、神经性皮炎；亦可用于治疗心绞痛、高血压。

三、配伍使用

【伍用功能】合欢皮以补为主；蒺藜辛散温通，以散为主。二者合用，一补一散，补散兼施，有疏肝解郁、安神定志之功。

【伍用主治】失眠。用于治疗情志抑郁，肝郁不舒引起的心烦气躁、焦虑失眠之症。也可治疗慢性肝炎、肝硬化等疾病引起的肝脾肿大。

【用法用量】合欢皮9~15g，蒺藜3~9g。

落花生叶 首乌藤

一、落花生叶

【性味归经】甘、淡、微苦、微涩，平。归心、肝经。

【功能主治】疏肝解郁，活血安神。

落花生叶甘淡，入心、肝经，可疏肝解郁、宁心安神，用于治疗情志不遂、烦躁易怒、眩晕、目赤肿痛、心悸、心神不安、多梦健忘、忧郁失眠；还可平肝潜阳，治疗脑动脉硬化、高血压、高脂血症、小儿惊风等症。

二、首乌藤

【性味归经】甘，平。归心、肝经。

【功能主治】养血安神，祛风通络。

首乌藤甘能补血，入心、肝经，心主血脉，肝藏血，故能补阴血、养心神，可用于治疗血虚引起的心悸怔忡、失眠多梦、头昏目眩、身体疼痛等症。本品可祛风通络，治疗风湿痹痛；又能祛风止痒，可用于治疗风疹、疥癣、荨麻疹、过敏性皮疹等。

三、配伍使用

【伍用功能】二药合用，有调畅肝气、安神定志之功。

【伍用主治】失眠。用于治疗肝气郁滞所致失眠多梦，以及因情志不畅，寝食难安而致的高血压。亦可治疗心悸、健忘多梦、心神不安。

【用法用量】落花生叶15~30g，首乌藤15~30g。

琥珀 炒酸枣仁

一、琥珀

【性味归经】甘，平。归心、肝、小肠经。

【功能主治】镇惊安神，活血化瘀，利尿通淋。

琥珀甘可补虚，入心、肝、小肠经，可补肝血、养心神，治疗心悸怔忡、心神不安、多梦健忘、烦躁不寐、小儿惊风、癫痫；能活血化瘀、通络止痛，治疗产后腹痛、痛经、经闭、胸痹心痛、癥瘕积聚等症；又可利尿通淋，用于治疗癃闭、石淋、热淋、血淋。

二、炒酸枣仁

【性味归经】甘、酸,平。归心、肝、胆经。

【功能主治】养心安神,补肝敛汗。

酸枣仁甘能补益,酸能收敛,入心、肝、胆经,补心、肝之血,可收敛心气,用于治疗心失所养之神不守舍,以及肝胆虚弱所致睡卧不安、虚烦不眠、惊悸;又能收敛止汗,治疗气虚自汗、阴虚盗汗;还能敛阴生津,用于津伤口渴、咽干、骨蒸潮热。

现代药理学研究显示,本品能镇静,催眠,抗焦虑、抑郁,抗惊厥,提高记忆力;能够增加心脑血管供血量,抗缺氧,降血压、血脂;还有增强机体免疫功能的作用。

三、配伍使用

【伍用功能】二药合用,有镇惊安神、养心催眠、利水通淋之功。

【伍用主治】失眠。用于治疗惊悸不安,心失所养之难以入睡者有佳效。亦可用于治疗心神失养,心情烦躁引起的高血压,以及尿频、尿急、小便不利。

【用法用量】琥珀1~2g,炒酸枣仁10~15g。

琥珀　朱砂

一、琥珀

性味归经、功能主治详见第三章"琥珀–炒酸枣仁"药对。

二、朱砂

【性味归经】甘,微寒;有毒。归心经。

【功能主治】安神镇惊,清热解毒。

朱砂微寒质重,入心经,微寒可清心火,质重可镇惊,用于心火亢盛导致的心神不宁、心悸、多梦、健忘、烦躁失眠,亦可用于癫狂痫、惊风,以及高热神昏、惊厥;亦可清热解毒,用治疮痈肿毒、红肿热痛、口舌生疮、咽喉肿痛等症。

三、配伍使用

【伍用功能】琥珀甘可补虚,入心、肝、小肠经,可补心血、安心神,补肝血、养心神,散瘀止血。朱砂微寒,入心经,微寒可清心火,质重可镇怯,故可镇惊安神、清心除烦、清热解毒。二药合用，有镇心安神、化瘀导滞之功。

【伍用主治】失眠。用于治疗心火亢盛之失眠，伴噩梦纷纭。亦可用于治疗瘀火内扰，狂躁不安，如癫狂痫、惊风、高热神昏、惊厥。

【用法用量】琥珀1~2g，朱砂0.5g。

生地黄　肉桂

一、生地黄

【性味归经】甘、苦，寒。归心、肝、肾经。

【功能主治】清热凉血，养阴生津。

生地黄甘苦，寒能清热，入心、肝、肾经，味厚气薄，善清营血之热，治疗热入营血之舌绛烦渴、斑疹吐衄、尿血便血、崩漏带下等症。本品为清热凉血止血之要药，又善养阴生津，故可用于治疗萎缩性胃炎之胃阴不足，阴虚内热证，可用治温病后期，余热未尽，阴津已伤之夜热早凉，亦可用治津伤口渴、内热消渴、阴虚肠燥便秘。

现代药理学研究显示，本品有镇静、抗菌、抗炎、提高免疫功能、降血糖、抑制钠泵、利尿、降低耗氧量、抗凝、止血、降血压、抗皮肤真菌等作用。

【经验】本品水煎剂有很好的消炎、调节免疫功能的作用，可以治疗各种关节炎。治疗风湿性关节炎，用生地黄150g切碎加水800ml煎煮1小时，煮取药液300ml，分2次服下。6天内连续服药3天，1个月后每隔7~10天连续服药3天。

治疗阴虚内热，虚火上浮引起的失眠，可用生地黄180g、白芍30g、肉桂10g，煮1小时，睡前1小时顿服。

治疗湿疹、荨麻疹、神经性皮炎，取生地黄150g切碎，加水1000ml，煎煮1小时，煎取药液300ml，每日服2次。采取间隔服药法，即先连续服药3天后休息3天，再连续服药3天后休息7天，后连续服药3天休息14天。

二、肉桂

性味归经、功能主治详见第二章"肉桂-火麻仁"药对。

三、配伍使用

【伍用功能】二药合用，有滋阴助阳、温补肝肾之功。

【伍用主治】失眠。用于治疗阴虚内热型失眠，症见渴欲饮水，夜间尤甚，烦躁不寐者。也可用于治疗肾阳不足，命门火衰之阳痿早泄、宫冷不孕、腰膝冷痛等。

【经验】生（熟）地黄、肉桂伍用来自张仲景所著《金匮要略》的八味地黄丸，用于治疗肾阳不足，命门火衰引起的阳痿早泄、宫冷不孕、腰膝冷痛。笔者在临床上用大剂量地黄补肝肾之阴，镇静安神，佐以少许肉桂引火归原，对于渴欲饮水、夜间尤甚、烦躁不寐者用之效佳。

【用法用量】生地黄15~30g，肉桂3~6g。

蝉蜕　莲子心

一、蝉蜕

【性味归经】甘，寒。归肺、肝经。

【功能主治】疏散风热，利咽透疹，明目退翳，解痉。

蝉蜕甘寒，质轻上浮，入肺、肝经，可疏风散热，治风热感冒及温病初起，症见发热恶风、头痛口渴、咽喉肿痛、声音嘶哑；能平肝解痉、清热解毒，治疗小儿高热惊厥，小儿急、慢惊风，破伤风，症见牙关紧闭、手足抽搐、角弓反张等。本品亦可疏散风热透疹，治疗麻疹不透，风疹瘙痒。

二、莲子心

【性味归经】苦，寒。归心、肾经。

【功能主治】清心安神，交通心肾，涩精止血。

莲子心苦可降泄，寒能清热，入心、肾经，可泻心火，用于热入心包所致神昏谵语、心烦神昏、烦躁不安、焦躁易怒；能清心安神、交通心肾，用于心火亢盛，心肾不交引起的失眠；还可降血压、降血脂。

三、配伍使用

【伍用功能】蝉蜕甘寒，质轻上浮，入肺、肝经，可清热解毒、透疹。莲子心苦可降泄，寒能清热，入心、肾经，可泻心火，还可清心安神、交通心肾。二药合用，有清心安神、透疹解毒之功。

【伍用主治】失眠。常用于治疗失眠之肝郁不畅，心经火旺者，表现为舌边尖红、苔薄黄、脉细数。亦用于治疗痰热喘咳，如支气管炎、急性化脓性扁桃体炎、麻疹合并肺炎；可治疗小儿多动症，对于肝病有辅助治疗作用。

【用法用量】蝉蜕3~9g，后下。莲子心3~6g。

茯神　远志

一、茯神

【性味归经】甘、淡，平。归心、肺、脾、肾经。

【功能主治】淡渗利湿，健脾宁心。

茯神甘淡平和，既可补中渗湿，又可利水，其作用平和，可用于寒热虚实各种水肿。如治疗外有表证，内停水饮的水肿、泄泻，症见发热头痛、烦渴欲饮、饮入即吐、小便不利者，可用五苓散；治疗痰饮，症见胸胁胀满、眩晕心悸、短气咳喘、舌苔白腻者，可用茯苓桂枝白术甘草汤。

此外，本品尚有健脾补中的作用，可治疗脾气虚引起的倦怠乏力、纳差、食少便溏等症；有宁心安神的功效，可治疗失眠、多梦、心悸等症；还有祛头油、生乌发作用。

二、远志

【性味归经】辛、苦，温。归心、肾、肺经。

【功能主治】益智安神，交通心肾，化痰消肿。

远志味辛可散结，苦能降泄，温能通经，入心、肾经，能开心气、通肾气，故可养心安神、交通心肾，用于治疗心肾不交引起的神志恍惚、失眠多梦、健忘惊悸等症，还可补益心脾、行气解郁、调节情绪；入肺经，有化痰止咳作用，可用于治疗痰多黏稠、咳吐不爽、咳嗽痰多，亦可化痰消肿、疏通气血壅滞，用于治疗痈疽肿毒、乳房胀痛。

三、配伍使用

【伍用功能】二药合用，有交通心肾、健脾益肾、宁心安神之功。

【伍用主治】失眠。用于治疗心肾不交之惊悸失眠，伴有水肿、健忘诸症者。也可用于治疗眩晕及心脾两虚型早泄。

【用法用量】茯神15~30g，远志6~10g。

黄连　肉桂

一、黄连

【性味归经】苦，寒。归心、脾、胃、肝、胆、大肠经。

【功能主治】清热燥湿，泻火解毒。

黄连大苦大寒，尤长于清中焦邪热，并能解毒，治肝火犯胃，湿热中阻引起的呕恶吞酸、脘腹胀满、胃火牙痛、口苦、口臭、面赤、便秘、舌红苔黄；可清泻心经实火，治疗心火亢盛所致高热神昏、心烦不寐；亦可泻火解毒，治疗血热造成的吐血、衄血、疔疮肿毒、目赤肿痛、口舌生疮及癌症。本品入大肠经，是治疗泻痢的要药，可用于治疗湿热泻痢、里急后重。本品外用可治湿疹、湿疮、耳道流脓。

现代药理学研究显示，本品可扩张血管平滑肌，有一定的降血压作用，可治心肝火旺型高血压；能抗动脉粥样硬化，增加心肌供血量，减慢心率；有治疗腹泻、胃溃疡的作用，能利胆保肝，治疗胰腺炎、糖尿病。

二、肉桂

性味归经、功能主治详见第二章"肉桂–火麻仁"药对。

三、配伍使用

【伍用功能】黄连大苦大寒，尤长于清中焦邪热，并能解毒，还可清泻心经实火。肉桂味辛、甘，性大热，入脾、肾、心、肝经，善补火助阳、益阳消阴、温补命门之火、引火归原，为治虚阳上浮，下元虚冷之要药，还有行气血、通经脉、散寒邪、止痛功效。二药配伍，寒热并用，有阴阳相济、交通心肾、泻火解毒之功。

【伍用主治】失眠。用于治疗心肾不交型失眠，临床症见烦躁易怒、口舌生疮、畏寒、腰膝酸软、失眠多梦等。亦可用治围绝经期综合征。

【经验】黄连、肉桂二味配伍名为交泰丸，主治心肾不交，水火失济之心悸怔忡、多梦不寐，临床应用时根据寒热孰轻孰重酌情化裁，可获良效。

【用法用量】黄连3~9g，肉桂3~6g。

甘松　珍珠母

一、甘松

【性味归经】辛、甘，温。归脾、胃经。

【功能主治】理气止痛，解郁醒脾。

甘松味辛可行气，甘能缓急止痛，温可散寒。入脾胃经，可醒脾健胃、理气止痛，用于治疗食欲不振、消化不良、脘腹胀痛、呕吐等。本品含有挥发性物质，有宁心安神镇静作用，可用于治疗焦虑、心烦不安、心律失常、心肌缺血、心功能减退等症。

二、珍珠母

性味归经、功能主治详见第三章"苦参-珍珠母"药对。

三、配伍使用

【伍用功能】甘松味辛可行气，甘能缓急止痛，温可散寒，入脾、胃经，可开郁醒脾、理气止痛、宁心安神、镇静。珍珠母味咸性寒，入肝经，可平肝潜阳、益肝阴、明目退翳、安神定志。二药合用，有平肝潜阳、理气开郁、宁心安神、健脾和胃之功。

【伍用主治】失眠。用于阴虚阳亢，肝失疏泄导致的心悸、心烦不安、失眠。亦可用于治疗目赤肿痛、眩晕头痛、脘腹胀痛。

【用法用量】甘松6~15g，珍珠母15~30g。

珍珠母　首乌藤

一、珍珠母

性味归经、功能主治详见第三章"苦参-珍珠母"药对。

二、首乌藤

性味归经、功能主治详见第三章"落花生叶-首乌藤"药对。

三、配伍使用

【伍用功能】珍珠母味咸性寒，入肝经，可平肝潜阳、益肝阴、安神定志。首乌藤甘能补血，入心、肝经，心主血脉，肝藏血，故能补阴血、养心神。二药合用，有平肝潜阳、养心安神之功。

【伍用主治】失眠。用于肝肾不足之虚火上扰，以及血虚所致身痛、多梦不眠之症。

【用法用量】珍珠母15~30g，首乌藤15~30g。

延胡索　琥珀

一、延胡索

【性味归经】辛、苦，温。归肝、脾、心经。

【功能主治】活血，行气，止痛，通小便。

延胡索辛可散结，苦可降泄，温能通络，入肝、脾经，可行气中之血滞，亦可行血中之气滞。本品尤善止痛，用于全身上下的气滞疼痛，可治肝郁气滞血瘀所致胸胁胀痛、胸痹、胃脘疼痛、痛经、偏正头痛、产后腹痛、风湿痹痛，以及跌打损伤疼痛；还可治疗咳嗽气喘、失眠多梦等。

现代药理学研究显示，本品有效成分多有镇痛作用，以延胡索乙素为最强，能够增强冠状动脉血流量、降低动脉血压、减慢心率、减少外周血管阻力，并能降低心肌耗氧量、抗脑缺血、减轻肝损伤病理改变。

二、琥珀

性味归经、功能主治详见第三章"琥珀-炒酸枣仁"药对。

三、配伍使用

【伍用功能】延胡索辛可散结，苦可降泄，温能通络，入肝、脾经，故可行气中之血滞，亦可行血中之气滞。琥珀甘可补虚，入心、肝、小肠经，能补肝血、养心神，可活血化瘀、通络止痛。二药合用，有安神镇静、活血祛瘀之功。

【伍用主治】失眠。用于治疗入睡困难而见血瘀之象者，也可治疗小便不利、血淋，症见排尿困难、小便涩痛、夜间刺痛、舌紫暗者。

【用法用量】延胡索3~9g，琥珀1~2g。

第四节　嗜睡

石菖蒲　萆薢

一、石菖蒲

性味归经、功能主治详见第一章"射干-石菖蒲"药对。

二、萆薢

【性味归经】辛、苦，平。归肝、胃、膀胱经。

【功能主治】祛风除痹，利湿祛浊。

萆薢辛可发散，苦可降泄，入膀胱经，可治疗下焦湿热所致膏淋及带下病；又可祛风除痹，治疗寒湿痹痛，对于腰痛、膝痛、关节屈伸不利、筋脉拘挛疼痛等也有一定的疗效。

三、配伍使用

【伍用功能】石菖蒲辛开苦降温通，芳香化湿浊，可祛浊痰，有聪耳明目之功，又入心经，可开心窍、安心神。萆薢辛可发散，苦可降泄，入膀胱经，可利湿祛浊。二药合用，有祛痰开窍、安眠醒神、化湿通淋之功。

【伍用主治】嗜睡。用于治疗痰蒙清窍之嗜睡，似睡非睡，整日神情恍惚者，也可治疗膏淋、白浊、尿频。

【出处】本药对出自南宋医家杨倓的《杨氏家藏方》所载萆薢分清散，后元代医家朱丹溪的《丹溪心法》引用此方，改名为"萆薢分清饮"。临床中常用于治疗膏淋、白浊，对由肾虚湿浊下注引起的小便频数、浑浊不清、白如米泔、稠如膏糊者有治疗作用。

【用法用量】石菖蒲6~10g，萆薢15~30g。

苍术　益智仁

一、苍术

性味归经、功能主治详见第二章"枳壳–苍术"药对。

二、益智仁

【性味归经】辛，温。归脾、肾经。

【功能主治】温肾固精缩尿，温脾止泻摄唾。

益智仁辛温香燥，入肾经，可温肾固精缩尿，治疗肾阳亏虚之遗精、遗尿、夜尿频多、小便余沥；又入脾经，可温脾止泻、开胃摄唾，治疗脾胃虚寒之腹中冷痛、呕吐、食欲不振，以及虚寒泄泻、脾虚口多涎唾。

三、配伍使用

【伍用功能】二药合用，有温肾健脾、燥湿醒神之功。

【伍用主治】嗜睡。用于治疗脾肾亏虚型嗜睡，临床症见倦怠乏力、四肢困重、畏寒、脘腹胀满、纳差、舌淡、苔白腻、脉滑等。

【用法用量】苍术10~15g，益智仁10~15g。

川芎　石菖蒲

一、川芎

【性味归经】辛，温。归肝、胆、心包经。

【功能主治】活血行气，祛风止痛。

川芎辛散温通，入血走气，上行头目，中开郁结，下走血海，又能活血行气，被前人誉为"血中气药"，是治疗气滞血瘀之要药。本品上行头目，为治疗颠顶头痛的常用药，无论风寒、风热、风湿、血虚、血瘀者均可随症配伍应用，故前人有头痛不离川芎之说；中开郁结，可治疗胸痹心痛、胁肋胀痛、腹部诸痛；下走血海，为妇科常用药，可治疗月经不调、痛经、经闭、难产、产后恶露不下、瘀阻腹痛。本品辛散温通，可治疗风湿痹痛、肢体疼痛麻木、跌打损伤、疮痈肿痛。

临床观察本品可治急性缺血性脑血管病、脑外伤综合征、三叉神经痛、血管性头痛、坐骨神经痛、末梢神经炎等症。

二、石菖蒲

性味归经、功能主治详见第一章"射干–石菖蒲"药对。

三、配伍使用

【伍用功能】二药合用，有温肾健脾、燥湿醒神之功。

【伍用主治】嗜睡。用于治疗痰瘀阻窍型嗜睡，临床症见头晕头痛、神疲嗜睡、舌质暗、苔白腻、脉弦涩等。

【用法用量】川芎10~15g，石菖蒲15~30g。

第五节　头痛

白芷　羌活

一、白芷

【性味归经】辛，温。归胃、大肠、肺经。

【功能主治】解表散寒，祛风止痛，宣通鼻窍，燥湿止带，消肿排脓。

白芷辛可发散，温能通经，可祛风解表、散寒，用于治疗风寒感冒，亦可用于缓解阳明经头痛、前额痛、眉棱骨痛、齿痛；能宣通鼻窍，治疗鼻塞、鼻流清涕，为治鼻渊的要药；能消肿排脓，用于疮痈肿毒，疮疡初起，红肿热痛者，能散结消肿，治疗脓成难溃者，与补气养血药合用，有托疮排脓之功；亦可燥湿止带，用于寒湿下注之带下过多。

现代药理研究显示，本品含有异欧前胡素和当归素，能够抑制人体内癌细胞活性，控制癌、细胞再生，有抗癌、抗辐射的作用。临床观察本品可治疗皮肤风湿瘙痒；可解蛇毒，治疗毒蛇咬伤。本品亦可增加血管弹性，可营养心肌、增加心肌收缩力，常用于心脏病的治疗。

二、羌活

【性味归经】辛、苦，温。归膀胱、肾经。

【功能主治】发表散寒，祛风除湿，止痛。

羌活辛温发散，气味浓烈，善于解表，发汗解热作用较强，尤善解太阳经之邪，为太阳经引经药，可治疗外感风寒湿表证，症见全身骨节疼痛、头痛、颈项强直，尤其善治上半身风湿痹痛，还可治与风湿有关的面神经麻痹、肩背疼痛。

三、配伍使用

【伍用功能】白芷辛可发散，温能通经，可祛风解表、散寒止痛、燥湿止带，有祛湿通鼻窍作用，为治鼻渊的要药。羌活辛温发散，气味浓烈，善于解表，发汗解热作用较强，善解太阳经之邪，为治太阳经的引经药，尤其适合于寒湿较重的上半身肌肉关节痹痛。二药合用，有祛风散寒、燥湿止泻之功。

【伍用主治】头痛。用于治疗风寒头痛，头昏，目赤肿痛，迎风流泪。也可治疗腹部隐痛，肠鸣泄泻，遇寒加重之症。

【经验】对于单纯性肠鸣有显著治疗效果。

【用法用量】白芷6~15g，羌活6~10g。

蔓荆子 川芎

一、蔓荆子

性味归经、功能主治详见第一章"蔓荆子–炙紫菀"药对。

二、川芎

性味归经、功能主治详见第三章"川芎–石菖蒲"药对。

三、配伍使用

【伍用功能】蔓荆子辛可发散，苦可降泄，微寒清热，入肝、胃、膀胱经，可疏散风热，质轻上浮，主散头面之邪，可祛风止痛、清利头目。川芎辛散温通，入血走气，上行头目，中开郁结，下走血海，又能活血行气，有血中之气药之说，是治疗气滞血瘀之要药，亦为治疗头痛的常用药。二药合用，有活血化瘀、祛风止痛之功。

【伍用主治】头痛。治疗外感风邪引起的头痛，属实证者，如颠顶头痛、神经性头痛；也可治疗牙痛，关节疼痛。

【用法用量】蔓荆子3~9g，川芎9~15g。

白芷　蜈蚣

一、白芷

性味归经、功能主治详见第三章"白芷–羌活"药对。

二、蜈蚣

性味归经、功能主治详见第一章"夏枯草–蜈蚣"药对。

三、配伍使用

【伍用功能】白芷辛可发散，温能通经，可祛风解表，散寒；蜈蚣辛可散结，温可通络，搜风走窜力强，又入肝经，能息风止痉，有壮阳之功。二药合用，有温肾壮阳、息风止痉之功。

【伍用主治】头痛。用于治疗肝肾亏虚型头痛，神经性头痛。也可治疗阳痿早泄，中风，帕金森病。

【用法用量】白芷9~15g，蜈蚣1~3条。

柴胡　川芎

一、柴胡

【性味归经】苦，平。归心包、肝、三焦、胆经。

【功能主治】解表，退热，疏肝解郁，升举阳气。

柴胡功能解表，治疗感冒常与葛根、羌活等同用。柴胡既具良好的疏肝解郁作用，又为疏肝诸药之向导，是治肝气郁结之要药。

临床观察本品可用于治疗头痛、感冒、肝气郁结等症。

二、川芎

性味归经、功能主治详见第三章"川芎–石菖蒲"药对。

三、配伍使用

【伍用功能】二药合用，有行气活血、通络止痛之功。

【伍用主治】头痛。用于治疗瘀血阻窍型头痛，临床症见头痛部位固定、痛如针刺、舌质暗、苔白腻、脉弦涩等。

【用法用量】柴胡10~15g，川芎10~15g。

羌活　葛根

一、羌活

性味归经、功能主治详见第三章"白芷–羌活"药对。

二、葛根

【性味归经】甘、辛，平。归脾、胃经。

【功能主治】解表，透疹，生津，止泻。

葛根味甘、辛，性平，有发汗、退热作用，也具有缓解肌肉痉挛的功效。常配伍麻黄、桂枝、芍药，治疗风寒表证而见项背强、无汗、恶风者。

临床观察本品可用于治疗头痛、项强、感冒、发热、恶寒、无汗等病症。

三、配伍使用

【伍用功能】二药合用，有祛风除湿、解痉止痛之功。

【伍用主治】头痛。用于治疗风寒头痛型头痛，临床症见恶风寒、痛连项背、遇寒湿加重、舌边尖红、苔白、脉浮紧等。

【用法用量】羌活10~15g，葛根15~30g。

第六节 眩晕

天麻 钩藤

一、天麻

【性味归经】甘，微温。归肝经。

【功能主治】平肝息风，通络止痛。

天麻味甘，性温，是治眩晕的要药，其主要功能为平肝息风。用于治疗肝阳上亢引起的眩晕，可配伍钩藤、石决明等药物；治疗风痰为患引起的眩晕，可配伍半夏、白术、茯苓等药物。本品还具有息肝风、定惊搐的作用，为治疗肝风内动的要药。用于治疗高热动风之惊痫抽搐、角弓反张等症，常配伍钩藤、全蝎等药物。

二、钩藤

【性味归经】甘，微寒。归肝、心包经。

【功能主治】清热平肝，息风镇痉。

钩藤清肝泄热而平肝阳，能清泄肝火，治疗肝火上炎引起的眩晕，常配伍夏枯草、黄芩等药物；能平降肝阳，治疗肝阳上亢引起的眩晕，常配伍石决明、菊花等药物。本品亦具有息风镇痉的作用，可用于治疗惊痫抽搐之症，临床应用时多配伍天麻、石决明、全蝎等药物；治疗高热动风，可配伍羚羊角、菊花、龙胆等。

三、配伍使用

【伍用功能】二药合用，有平抑肝阳、息风止痉之功。

【伍用主治】眩晕。用于肝阳上亢型眩晕，临床症见头晕、头痛、面色红赤、舌红、苔薄少津、脉弦数等。

【用法用量】天麻15~30g，钩藤15~30g。

龙胆 石菖蒲

一、龙胆

性味归经、功能主治详见第二章"龙胆-焦三仙"药对。

二、石菖蒲

性味归经、功能主治详见第一章"射干–石菖蒲"药对。

三、配伍使用

【伍用功能】二药合用，有清热燥湿、化痰息风之功。

【伍用主治】眩晕。用于治疗痰蒙清窍型眩晕，临床症见头晕、目赤、急躁易怒、少寐多梦、大便干、小便黄、舌质红、苔黄腻、脉弦数等。

【用法用量】龙胆10~15g，石菖蒲15~30g。

第七节　癫病

瓜蒌　青礞石

一、瓜蒌

【性味归经】甘、微苦，寒。归肺、胃、大肠经。

【功能主治】清热祛痰，宽胸散结，润燥通便。

全瓜蒌甘可清润，微苦可降泄，寒能清热，归肺、胃、大肠经，可清肺热、润肺燥、化痰导滞，用于治疗痰热咳喘、肺热咳嗽，症见痰稠不易咳出、胸闷而大便不畅；能宽胸散结，可通利胸膈之痹塞，是治疗胸痹、结胸之要药，可治疗痰热结胸之胸痹；又能消肿散结，可治肺痈、肠痈、乳痈初起等症。瓜蒌仁质润，能润肠通便，可治胃肠实热，肠燥便秘者。

现代药理研究显示，本品可以抗心律失常，防止室颤发生，有泻下作用，对肿瘤有一定的抑制作用。

二、青礞石

【性味归经】咸，平。归肺、肝经。

【功能主治】祛痰下气，平肝镇惊。

青礞石质重镇惊，药性峻猛，尤善下气消痰，用于治疗顽痰、老痰相互胶结之证。可治咳嗽气喘、痰多、呼吸困难，以及习惯性便秘、消化不良。本品亦可镇惊安神，可治焦虑烦躁、胸闷及癫痫发狂等症。

三、配伍使用

【伍用功能】二药合用，有清热化痰、息风定惊之功。

【伍用主治】癫病。用于治疗痰热上蒙清窍所致的癫狂谵语、幻听幻觉、彻夜不眠诸症。

【用法用量】瓜蒌15~30g，青礞石9~15g。

【使用注意】瓜蒌有润肠通便作用，大便溏泄者慎用。

郁金　天南星

一、郁金

性味归经、功能主治详见第二章"香附－郁金"药对。

二、天南星

【性味归经】苦、辛，温；有毒。归肺、肝、脾经。

【功能主治】燥湿化痰，祛风解痉。

天南星味苦、辛，性温，具有化痰解痉的功效，能治疗风痰阻滞经络引起的痉挛，可用于治疗风痰眩晕、癫痫，中风痰涎壅盛、半身不遂、手足麻痹拘挛，以及破伤风口噤强直等症。治疗风痰眩晕、目眩、呕逆、胸闷少食等症，常配伍半夏、天麻、生姜等；治疗风痰壅盛所致呕吐涎沫、口眼歪斜，常配伍半夏、白附子、川乌等；治破伤风，常配伍白附子、天麻、防风、白芷、羌活等药物。

临床观察本品可用于治疗癫痫、风痰眩晕、中风及破伤风等病症。

三、配伍使用

【伍用功能】二药合用，有行气化痰、祛风止痉之功。

【伍用主治】癫痫。用于痰瘀阻络型癫痫，临床症见头晕头痛，常伴有单侧肢体抽动或面部抽动，舌暗、苔白腻，脉弦滑。

【用法用量】郁金15~30g，天南星10~15g。

石菖蒲　鲜竹沥

一、石菖蒲

性味归经、功能主治详见第一章"射干－石菖蒲"药对。

二、鲜竹沥

性味归经、功能主治详见第一章"败酱草－鲜竹沥"药对。

三、配伍使用

【伍用功能】石菖蒲辛温，入心、肝经，能化痰湿而开窍。鲜竹沥甘微寒，有清热化痰的功效。二药合用，有清热化痰、醒神开窍之功。

【伍用主治】癫痫。用于痰火扰神型癫痫，临床症见烦躁易怒、昏仆抽搐、口吐痰涎、吼叫、舌质红、苔白腻、脉弦滑。

【用法用量】石菖蒲15~30g，鲜竹沥10~30ml。

<h2 style="text-align:center">龙骨　牡蛎</h2>

一、龙骨

【性味归经】甘、涩，平。归心、肝、肾经。

【功能主治】重镇安神，平降肝阳，收敛固涩。

龙骨具有重镇安神、平降肝阳的功效，临床常用于治疗神志不安、失眠、惊痫等症，常配伍酸枣仁、茯苓、远志等药物。

二、牡蛎

性味归经、功能主治详见第二章"败酱草–牡蛎"药对。

三、配伍使用

【伍用功能】二药合用，有平肝潜阳、重镇安神之功。

【伍用主治】癫痫。用于心肾亏虚型癫痫，临床症见癫痫频发、神思恍惚、心悸、健忘、舌红苔薄、脉弦细。

【用法用量】龙骨15~30g，牡蛎15~30ml。

第八节　痴呆

<h2 style="text-align:center">龙骨　生龟甲</h2>

一、龙骨

性味归经、功能主治详见第三章"龙骨–牡蛎"药对。

二、生龟甲

性味归经、功能主治详见第三章"桑寄生–生龟甲"药对。

三、配伍使用

【伍用功能】龙骨味甘、涩，性平，具有重镇安神、平降肝阳之功。生龟甲能滋肾阴而潜浮阳，又能生精补髓。二药合用，有重镇安神、平肝益肾之功。

【伍用主治】痴呆。用于肝肾亏虚型痴呆，临床症见表情呆滞、记忆力减退、腰膝酸软、睡眠差、舌质红、苔薄少津、脉弦细等。

【用法用量】龙骨15~30g，生龟甲15~30g。

石菖蒲 远志

一、石菖蒲

性味归经、功能主治详见第一章"射干–石菖蒲"药对。

二、远志

性味归经、功能主治详见第三章"茯神–远志"药对。

三、配伍使用

【伍用功能】二药合用，有养心安神、化痰开窍之功。

【伍用主治】痴呆。用于痰蒙清窍型痴呆，临床症见表情呆滞、喃喃自语、智力减退、口多流涎、舌质淡、苔白腻、脉弦滑等。

【用法用量】石菖蒲15~30g，远志15~30g。

丹参 川芎

一、丹参

性味归经、功能主治详见第三章"桑寄生–丹参"药对。

二、川芎

性味归经、功能主治详见第三章"川芎–石菖蒲"药对。

三、配伍使用

【伍用功能】丹参味苦，性微寒，入心、肝经，专入血分，清而兼补，有活血祛瘀、养血安神之功。川芎辛香善升，辛散温通，能活血化瘀，治疗各种瘀血阻滞之证。二药合用，有活血通络、养心安神之功。

【伍用主治】痴呆。用于瘀血阻窍型痴呆，临床症见表情迟钝、言语不利、善忘、易惊恐、双目晦暗、舌暗、苔白、脉细涩等。

【用法用量】丹参15~30g，川芎10~15g。

第九节　动脉粥样硬化

枸杞子　制大黄

一、枸杞子

性味归经、功能主治详见第二章"仙鹤草–枸杞子"药对。

二、制大黄

【性味归经】苦，寒。归脾、胃、大肠、肝、心经。

【功能主治】清热泻火，泻下攻积，凉血解毒，逐瘀通经，利湿退黄。

大黄苦寒泄降，作用峻烈，素有将军之称，善通肠泄热，荡涤胃肠积滞，治疗大便秘结、胃肠积滞，常与芒硝、枳实、厚朴等配伍治疗阳明腑实证，如大承气汤；又能导湿热之邪从大便而出，治疗湿热泻痢初起（如急性肠炎、细菌性痢疾）；还能利胆退黄，治疗急性胆囊炎、急性病毒性肝炎等，如茵陈蒿汤。本品可通脏腑、降湿浊，用于治疗老痰、顽痰壅塞，喘咳不得平卧，兼大便秘结者。

本品善于倾泻上炎之火，兼能凉血解毒，可用于治疗火热上攻所致风火赤眼、咽喉肿痛、口舌生疮、牙龈肿痛，又能凉血止血，治疗血热吐血、咯血、便血，常与黄连、黄芩同用，如泻心汤。本品主降泄，走下焦，入血分，有较好的活血化瘀通经作用，可用治产后瘀阻腹痛、产后恶露不尽、瘀血经闭、跌打损伤、瘀血肿痛。

大黄粉外用可治疗烧烫伤。

【经验】治疗臁疮（下肢溃疡），先用生理盐水洗净疮面，擦干后均匀撒布大黄粉20g、甘草粉4g，包扎，每日换药1次。轻者3~5次，重者8~9次即可新生肉芽。

三、配伍使用

【伍用功能】二药合用，有养肝滋肾、降脂通脉之功。

【伍用主治】动脉粥样硬化。用于血脂异常所致动脉粥样硬化，伴体型肥胖、神疲乏力等症者。

【用法用量】枸杞子10~30g，制大黄6~15g。

第四章　肝胆系疾病常用药对

第一节　黄疸

茵陈　茯苓

一、茵陈

【性味归经】苦，微寒。归脾、胃、肝、胆经。

【功能主治】清热利湿，退黄疸。

茵陈味苦，性寒，具有清利湿热功效，为治黄疸之要药，用于治疗湿热黄疸，可单用一味，大剂量煎汤内服，亦可配伍大黄、栀子等。临床症见小便不利显著者，又可配伍泽泻、猪苓等药物。治疗受寒湿或素体阳虚的阴黄，须配伍温中祛寒之品，如附子、干姜等药，以奏除阴寒而退黄疸之功。

临床观察本品可用于治疗黄疸、小便不利等病症。

二、茯苓

【性味归经】甘、淡，平。归心、肺、脾、肾经。

【功能主治】利水渗湿，健脾，化痰，宁心安神。

茯苓味甘、淡，性平，具有利水渗湿功能，药性平和，能利水而不伤正气，是利水渗湿要药；又具有健脾作用，对于脾虚不能运化，水湿停聚化生痰饮之证，具有治疗作用，也可用于补肺脾，为治气虚之辅佐药。

临床观察本品可用于治疗脾虚所致水肿、小便不利等病症。

三、配伍使用

【伍用功能】二药合用，有健脾化痰、利湿退黄之功。

【伍用主治】黄疸。用于湿热内蕴型黄疸，临床症见身目发黄、黄色鲜明、脘腹胀满、食少纳呆、恶心呕吐、舌质红、苔黄腻、脉滑数等。

【用法用量】茵陈15~30g，茯苓15~30g。

丹参　郁金

一、丹参

性味归经、功能主治详见第三章"桑寄生–丹参"药对。

二、郁金

性味归经、功能主治详见第一章"香附–郁金"药对。

三、配伍使用

【伍用功能】丹参味苦，性微寒，入血分而能凉血，活血祛瘀作用广泛。郁金味辛、苦，性寒，善于疏肝解郁，功能活血行气，有利胆汁、退黄疸的作用。二药合用，有行气活血、利湿退黄之功。

【伍用主治】黄疸。用于瘀血停滞型黄疸，临床症见身目色黄、胁下胀痛、腹壁青筋暴露、颈胸部出现红丝赤缕、大便黑、舌淡有瘀斑、脉弦涩等。

【用法用量】丹参15~30g，郁金15~30g。

金钱草　虎杖

一、金钱草

性味归经、功能主治详见第二章"煅瓦楞子–金钱草"药对。

二、虎杖

【性味归经】微苦，微寒。归肝、胆、肺经。

【功能主治】祛除风湿，利湿退黄，活血通经，祛痰止咳，清热解毒。

虎杖味微苦，性微寒，具有利湿退黄作用，用治黄疸、胆结石等症，可配伍茵陈、金钱草等；也可清利下焦湿热，用于治疗淋浊带下，配伍萆薢、薏苡仁等药物。

临床观察本品可用于治疗黄疸、胆结石及淋浊带下等病症。

三、配伍使用

【伍用功能】二药合用，有清热解毒、利湿退黄之功。

【伍用主治】黄疸。用于热毒炽盛型黄疸，临床症见身目发黄、发热、心烦不宁、渴喜冷饮、舌红、苔黄少津、脉弦数等。

【用法用量】金钱草15~30g，虎杖10~15g。

第二节　胁痛

川楝子　延胡索

一、川楝子

【性味归经】苦，寒；小毒。归肝、胃、小肠、膀胱经。

【功能主治】疏肝泄热，行气止痛，杀虫。

川楝子苦可泄降，寒能泄热，可清肝火、散郁结、行气止痛，用于治疗气滞胃痛、腹部胀痛，肝郁气滞及肝郁化火引起的胸胁胀痛、胸闷不舒、胁肋胀痛，肝经有热引起的疝气疼痛。本品有小毒，可杀虫，有驱除蛔虫的作用，可缓解蛔虫引起的腹痛；还可治湿热下注引起的阴部瘙痒，尤其是与滴虫有关者。

现代药理学研究显示，本品还能抗细菌、真菌，阻断神经肌肉接头处兴奋传递。

二、延胡索

性味归经、功能主治详见第三章"延胡索–琥珀"药对。

三、配伍使用

【伍用功能】川楝子苦可泄降，寒能泄热，可清肝火、行气止痛、散郁结。延胡索辛可散结，苦可降泄，温能通络，入肝、脾经，故可行气中血滞、血中气滞，尤善止痛，适用于一身上下气滞诸痛。二药合用，有疏肝清热、行气活血、理气止痛之功。

【伍用主治】胁痛。用于治疗肝气郁滞，气郁化火引起的两胁胀痛、胸闷腹胀、痛经、小肠疝气疼痛、冠心病心绞痛。

【经验】川楝子、延胡索两药配伍为金铃子散，可疏肝泄热、活血止痛，临床上常用于肝郁化火所致的心腹胸胁部位疼痛，以及胃溃疡、十二指肠溃疡、慢性胃炎、肝炎、胆囊炎、胆管炎、胆结石引起的疼痛。

【用法用量】川楝子3~9g，延胡索6~15g。

生麦芽　木香

一、生麦芽

性味归经、功能主治详见第三章"仙鹤草–生麦芽"药对。

二、木香

性味归经、功能主治详见第二章"木香–焦槟榔"药对。

三、配伍使用

【伍用功能】生麦芽甘平，归脾、胃、肝经，能疏肝下气、健脾和胃。木香味辛、苦，性温，辛可发散，气芳香浓烈，可行气活血、行气止痛。二药合用，有理气疏肝、健脾和胃之功。

【伍用主治】胁痛。用于治疗体质虚弱，肝气不舒引起的两胁胀痛、烦躁易怒、乳房胀痛、脘腹胀满、呕恶吞酸、口苦、脉弦等。

【用法用量】生麦芽10~30g，木香6~15g。生麦芽疏肝行气，多用30g以下；炒麦芽回乳消胀，多用60g以上。

佛手　延胡索

一、佛手

【性味归经】辛、苦、酸，温。归肝、脾、胃、肺经。

【功能主治】疏肝理气，和胃止痛，燥湿化痰。

佛手辛开苦降，入肝、胃经，有疏肝解郁、理气止痛之功，可用于肝郁气滞及肝胃不和引起的胁肋胀痛、心烦易怒、胸闷不舒、脘腹痞满、失眠等症。本品气味芳香，可和胃止痛、醒脾和中，用于治疗消化不良，脾胃气滞引起的脘腹胀痛、呕恶食少，亦可用于治疗慢性胃炎及神经性胃痛。本品辛可发散，入肺、脾经，具有燥湿化痰的功效，可用于治疗咳嗽日久痰多、湿痰咳嗽、慢性支气管炎、哮喘等。

现代药理学研究显示，本品可促进消化液分泌、通便，能增加冠状动脉血流量、抑制心肌收缩力、减慢心率、降低血压，祛痰，抗过敏，抗凝血。

二、延胡索

性味归经、功能主治详见第三章"延胡索–琥珀"药对。

三、配伍使用

【伍用功能】佛手辛开苦降，入肝、脾、胃、肺经，能疏肝解郁、理气止痛，且气味芳香，具有和胃止痛的作用，能醒脾和中导滞。延胡索辛可散结，苦可降泄，温能通络，入肝、脾经，可行气中之血滞，行血中之气滞，尤善止痛，适用于一身上下气滞诸痛。二药合用，有理气止痛、温通活血、健脾和胃之功。

【伍用主治】胁痛。用于治疗肝胃气痛，肝郁痰滞所致胸胁胀痛，伴见胸闷痞满、呕恶吞酸。胆结石、胆囊炎见上述症状者尤为适宜。

【用法用量】佛手10~15g，延胡索6~15g。

香附　乌药

一、香附

性味归经、功能主治详见第二章"香附-郁金"药对。

二、乌药

性味归经、功能主治详见第二章"百合-乌药"药对。

三、配伍使用

【伍用功能】香附辛可散结，微苦能降泄，微甘能缓急，性平，入肝经而善疏肝，可疏肝解郁、行气散结、调经止痛。乌药辛可发散，温能通经，可疏通气机、温散寒邪、行气散寒止痛，常用于通理上下诸气。香附以行血分为主，乌药以走气分为要，香附偏于疏肝理气，乌药长于顺气散寒，二药合用，共奏疏肝解郁、行气和中之功。

【伍用主治】胁痛。用于治疗肝郁不舒引起的胸腹胀痛、痞满、胁痛。亦可用于治疗寒疝、小肠疝气痛，附睾炎引起的脐腹痛，月经不调、妇人头痛、痛经，冠心病引起的心前区疼痛，焦虑抑郁、周身疼痛不适且诸药无效者，急、慢性肝炎午后腹胀者，急、慢性痢疾里急后重者。

【经验】香附、乌药配伍名为香附散（《慎斋遗书》），能通调气血、理气和胃、舒筋活络、散瘀止痛，可用于治疗一切寒凝气滞所致的胸胁脘腹及周身胀困疼痛。香附、乌药伍用，出自《韩氏医通》青囊丸，方由香附、乌药组成，可治一切气痛。《太平惠民和济局方》中加入甘草一味，名曰小乌沉汤，治气逆便血不止。香附行血中之气，乌药调下焦冷气。二药合用，行气除胀力增。根据临床观察，各种原因引起的腹内积气，胀满不适，甚则疼痛，用之均易使气体排出，消胀止痛。对于急、慢性肝炎，表现为午后腹胀者，用之颇效。治急性痢疾，症见里急后重者，用之亦效，清代医家张璐所云"气利则后重除也"即是此意。

【用法用量】香附6~15g，乌药6~10g。

第三节　鼓胀

葶苈子　鳖甲

一、葶苈子

【性味归经】辛、苦，寒。归肺、膀胱经。

【功能主治】泻肺平喘，行水消肿。

葶苈子辛开苦降，寒可清热，入肺、膀胱经，专泄肺中水饮及痰火，能平喘止咳，用于治疗痰涎壅盛、喘咳痰多、胸胁胀满、喘咳不得平卧等症。本品泻肺气之壅闭而通调水道，有利水消肿的作用，常用于治疗水肿、悬饮、胸腹积水、小便不利、腹水肿满。

临床观察本品可用于治疗面目浮肿，以及胸腹积水而小便不利等病症。

二、鳖甲

【性味归经】咸，微寒。归肝、肾经。

【功能主治】滋阴潜阳，清热除蒸，软坚散结。

鳖甲为血肉有情之物，咸可软坚散结，寒能退热，入肝、肾经，能滋阴潜阳，治疗阴虚阳亢所致头晕目眩；可退热除蒸，用于治疗阴虚发热所致骨蒸潮热；亦可软坚散结，治疗结核、肿块，以及久疟所致肝脾肿大、胁肋胀痛、闭经、痛经。此外，本品还可用于治疗肿瘤，如肺癌、胃癌、肝癌、鼻咽癌、卵巢癌等属肝肾阴虚者。

三、配伍使用

【伍用功能】二药合用，有软坚散结、利水消肿之功。

【伍用主治】鼓胀。用于阴虚水盛型鼓胀，临床症见腹大胀满、心烦失眠、口干、舌红、苔薄少津、脉弦细等。

【用法用量】葶苈子15~30g，鳖甲15~30g。

猪苓　大腹皮

一、猪苓

【性味归经】甘、淡，平。归肾、膀胱经。

【功能主治】利水渗湿。

猪苓甘淡渗泄，具有显著的利尿作用，主要用于小便不利、水肿等病症，常配伍茯苓、泽泻等药物，阴虚者配阿胶、滑石等同用。又因其能利尿，而具有分利水湿的功效，治疗湿浊带下、湿浊淋病、湿热泄泻等症，可配伍其他利水渗湿药或清热燥湿药。

二、大腹皮

【性味归经】辛，温。归脾、胃、大肠、小肠经。

【功能主治】行气止痛，利水消肿。

大腹皮味辛，性温，具有行气利水功能，可用于治疗脾胃气滞所致脘腹胀痛，常配伍厚朴、陈皮等药；又能利水消肿，可用于治疗水湿外溢所致水肿、小便不利等症，常配伍茯苓皮、冬瓜皮等。

三、配伍使用

【伍用功能】二药合用，有行气除胀、利水消肿之功。

【伍用主治】鼓胀。用于阳虚水盛型鼓胀，临床症见精神倦怠、畏寒肢冷、腹大胀满、四肢浮肿、舌淡、苔白腻、脉弦等。

【用法用量】猪苓15~30g，大腹皮15~30g。

第四节　慢性乙型肝炎

升麻　制大黄

一、升麻

【性味归经】辛、微甘，微寒。归肺、脾、胃、大肠经。

【功能主治】发表透疹，清热解毒，升举阳气。

升麻辛可发散，入肺、大肠经，可解表透疹，治外感风热所致头痛、咽喉肿痛、发热不甚、斑疹透发不畅；入脾、胃经，性微寒，可清热解毒，治疗热毒发斑、胃火牙龈肿痛、口舌生疮、口臭、咽痛、痄腮肿痛、疮痈肿毒等；又可升举阳气，用于治疗脾胃虚弱，中气下陷引起的胃下垂、子宫脱垂、脱肛、崩漏下血、气短乏力、久泻久痢等症。

二、制大黄

性味归经、功能主治详见第三章"枸杞子-制大黄"药对。

三、配伍使用

【伍用功能】升麻辛、微甘，微寒清热，入肺、脾、胃、大肠经，长于清热解毒，又能升举阳气。制大黄苦寒泄降，善于倾泻上炎之火，兼能止血解毒，且主降泄，走下焦，入血分，有较好的活血化瘀通经的作用。二者伍用，升降兼备，相反相成，有清热解毒、凉血止血之功。

【伍用主治】慢性乙型肝炎。本药对可用于慢性乙型肝炎，病毒复制活跃，伴肝功能异常，胆红素水平明显升高者；也可用于治疗吐血、衄血、崩漏下血等病症。

【用法用量】升麻9~15g，制大黄6~15g。

第五节　胆结石

郁金　威灵仙

一、郁金

性味归经、功能主治详见第二章"香附-郁金"药对。

二、威灵仙

【性味归经】辛、咸，温。归膀胱经。

【功能主治】祛风除湿，通经活络，消痰散结。

威灵仙辛可发散，咸可软坚，温可通络，走而不守，善宣通十二经，外可治风邪在表的皮肤瘙痒，内可化在里之湿，故可治风寒湿邪滞留经络、筋骨所致风湿痹痛，症见关节屈伸不利、肢体麻木、关节疼痛。此外，本品还能化痰散结，治疗胆结石、梅核气、乳腺增生等。

【经验】以威灵仙一两，加适量红糖煎煮，可治疗寒性胃痛、呃逆。威灵仙30g、大枣15g、肉苁蓉30g，煎煮1小时，可治疗津亏血少之老年习惯性便秘。

三、配伍使用

【伍用功能】郁金辛能发散，入肝经有行气解郁、活血止痛的功效，还能利胆退黄。威灵仙辛可发散，咸可软坚，温可通络，故善走而不守，宣通十二经，外可治风邪在表的皮肤瘙痒，内可化里湿，有消痰散结的功效。二药合用，有排石消石、疏肝利胆、通导阳气、利尿通淋之功。

【伍用主治】胆结石。用于治疗气滞血瘀型胆结石，也可用于泌尿系统结石。治疗梅核气、胸痹等。

【用法用量】郁金9~15g，威灵仙9~30g。

龙胆　鸡内金

一、龙胆

性味归经、功能主治详见第二章"龙胆–焦三仙"药对。

二、鸡内金

性味归经、功能主治详见第二章"鸡内金–全蝎"药对。

三、配伍使用

【伍用功能】龙胆苦能燥湿、降泄，寒能清热，入肝、胆经，可泻肝胆湿热郁火，祛下焦湿热。鸡内金味甘，性平，归脾、胃、小肠、膀胱经，有健胃消食化滞之功，可软坚散结。二药合用，可疏肝利胆、散结消石。

【伍用主治】胆结石。

【用法用量】龙胆1~2g，鸡内金9~15g。

制附子　芒硝

一、制附子

【性味归经】辛、甘，大热；有毒。归心、肾、脾经。

【功能主治】回阳救逆，补火助阳，散寒止痛。

附子辛热纯阳，有毒，归心、脾、肾经，药力颇强，可上助心阳、中助脾阳、下助肾阳，为补火助阳、回阳救逆第一要药，常与干姜、甘草合用，治疗脏腑功能衰退或衰竭之症，常见于慢性肾炎和心力衰竭所致的水肿，以及脾肾阳衰引起的四肢厥逆、下利清谷、恶寒蜷卧、肠鸣腹痛、胃脘痛、口吐清水、脉沉细微。本品辛热，其性善走，可行十二经，能温一身之阳，可用于肾阳不足，命门火衰所致阳痿、形寒肢冷、小腹冷痛、小便频、腰膝酸冷等症，可用于脾肾阳虚，寒湿内盛所致畏寒肢冷、关节痹痛、遇寒即发、得温则解等症，如风湿性关节炎，亦可治心肾阳虚所致水肿、心阳衰弱所致心悸气短及阳虚外感风寒等症。

本品有很强的散寒止痛作用，走而不守，温行十二经，尤善于治疗寒湿引起的风湿性关节炎之疼痛剧烈者，如甘草附子汤。

二、芒硝

【性味归经】咸、苦，寒。归胃、大肠经。

【功能主治】泻下通便，软坚润燥，清火消肿。

芒硝咸可软坚，苦能降泄，性寒清热，入大肠经，有泄泻通便、软坚润燥、清火消肿的功效，可治肠胃积热引起的大便干燥、排便困难；可以解毒消肿止痛，对胸部肿痛、咽喉肿痛、牙龈肿痛、口舌生疮等症有良好的疗效。

本品可促进胆固醇转化成胆汁酸排出体外，从而使结石分解，故亦可用于防治胆结石。本品还有抗炎、提高机体免疫功能的作用。

三、配伍使用

【伍用功能】制附子辛热纯阳，有毒，归心、脾、肾经，药力颇强，可上助心阳，中助脾阳，下助肾阳，为补火助阳、回阳救逆第一要药，且其性善走，乃行十二经纯阳之药，能温一身之阳。芒硝咸可软坚，苦能降泄，性寒清热，入大肠经，有泄泻通便、软坚润燥的功效。二药合用，有温肾健脾、软坚润燥之功。

【伍用主治】胆结石。用于治疗脾肾阳虚型胆结石，也可以用于治疗便秘、尿毒症。

【用法用量】制附子3~5g；芒硝2~5g，冲服。

【出处】《金匮要略·腹满寒疝宿食病脉证并治》曰："胁下偏痛，发热，其脉紧弦，此寒也，以温药下之；宜大黄附子汤。"

金钱草　海金沙

一、金钱草

性味归经、功能主治详见第二章"煅瓦楞子-金钱草"药对。

二、海金沙

【性味归经】甘，寒。归小肠、膀胱经。

【功能主治】清热利湿，通淋止痛。

海金沙甘淡而寒，其性下降，功专通利水道，善泻湿热，为治疗淋证之常用药。用于治疗热淋、石淋、膏淋等症，常配伍金钱草、泽泻、滑石、石韦等药。

三、配伍使用

【伍用功能】二药合用，有清热祛湿、利胆退黄之功。

【伍用主治】胆结石。用于肝胆湿热型胆结石，临床症见右上腹疼痛、口干口苦、大便干、小便黄、舌红、苔黄腻、脉弦滑数。

【用法用量】金钱草15~30g，海金沙15~30g。

第六节　肝功能异常

墨旱莲　五味子

一、墨旱莲

【性味归经】甘、酸，寒。归肝、肾经。

【功能主治】凉血止血，滋补肝肾。

墨旱莲酸甘敛阴，入肝、肾经，能滋补肝肾，用于治疗肝肾不足引起的两目干涩、视物昏花、眩晕、耳鸣如蝉、腰膝酸软、发白齿摇、劳淋带浊；又能凉血止血，用于各种出血症，可治疗血痢、痔漏、尿血、衄血、吐血、咯血、月经过多、外伤出血；还可治带下过多、阴部瘙痒等。

二、五味子

【性味归经】酸、甘，温。归肺、心、肾经。

【功能主治】补肾宁心，益气生津，收敛固涩。

五味子味酸收涩，甘能补益，性温而不热不燥，入肺、心、肾经，上能敛肺气，下能滋肾阴，可治疗久咳虚喘，对肺虚久咳、肺肾两虚喘咳，以及寒饮咳喘日久均有较好疗效，可收敛止汗，治疗阳虚、气虚自汗，以及阴虚盗汗；能涩肠止泻，治脾肾阳虚之五更泄泻，久泻不止；可宁心安神，治疗虚烦心悸、体倦多汗、失眠多梦、汗多口渴、消渴等症；又能固精缩尿，治疗梦遗、遗尿。本品治疗范围广泛，上能敛肺治久咳虚喘，下能涩精止泻，外能收敛固汗，内能生津安神，并有补肾之能。

临床观察本品还可治疗传染性肝炎，无黄疸型和慢性迁延性肝炎，可降低丙氨酸氨基转移酶水平，作用迅速，奏效快；亦可治疗神经衰弱。

三、配伍使用

【伍用功能】墨旱莲酸甘敛阴，入肝、肾经，有滋补肝肾的功效。五味子味酸收涩，甘能补益，性温而不燥，入肺、肾、心经，上能敛肺治久咳虚喘，下能涩精止泻，外能收敛固汗，内能生津安神，并有补肾之能。二药合用，有养肝滋肾、益气生津、收敛固涩之功。

【伍用主治】丙氨酸氨基转移酶水平升高，属肝肾阴虚，气津不足者，症见头晕眼花、失眠多梦、须发早白、腰膝酸软；也可用于治疗冠心病、心绞痛。

【用法用量】墨旱莲9~30g，五味子9~15g。

升麻 五味子

一、升麻

性味归经、功能主治详见第四章"升麻-制大黄"药对。

二、五味子

性味归经、功能主治详见第四章"墨旱莲-五味子"药对。

三、配伍使用

【伍用功能】升麻辛可发散，微寒可清热解毒，入肺、脾、胃、大肠经。五味子味酸收涩，甘能补益，性温而不热不燥，入肺、肾、心经，上能敛肺治久咳虚喘，下能涩精止泻，外能收敛固汗，内能生津安神，并有补肾之能。二药合用，有清热解毒、补益脾肾之功。

【主治】急、慢性肝病见肝功能异常属湿热内蕴者，尤其是丙氨酸氨基转移酶水平明显升高伴肝热之象（如少气心烦、口渴咽干、小便短赤）明显者。也可治疗脑动脉硬化、糖尿病、低钾血症等。

【用法用量】升麻9~30g，五味子9~30g。

升麻　生甘草

一、升麻

性味归经、功能主治详见第四章"升麻-制大黄"药对。

二、生甘草

性味归经、功能主治详见第一章"板蓝根-生甘草"药对。

三、配伍使用

【伍用功能】升麻辛可发散，微寒清热，入肺、脾、胃、大肠经，能够解表透疹、清热解毒、升举阳气。生甘草甘能补益、缓急止痛，入心、肺、脾、胃经，亦可清热解毒、调和诸药。二药合用，有清热解毒、托痈排脓之功。

【伍用主治】肝炎所致肝功能异常，实验室检查见氨基转移酶水平升高。也可用于治疗热毒蕴结所致痤疮、口疮、疔疮、喉痹、肺痈、乳痈等，多见显效。

【用法用量】升麻9~15g，生甘草9~15g。

第五章 泌尿生殖系病证常用药对

第一节 水肿

楮实子 庵闾子

一、楮实子

【性味归经】甘，寒。归肝、肾经。

【功能主治】补肾清肝，明目利水。

楮实子甘可补益，寒能清热，入肝、肾经，可补肝肾之阴、清肝热，用于治疗吐血、咳血、骨蒸潮热、盗汗、口苦烦渴、遗精尿频，或大便虚烦、小便涩痛。本品有明目作用，可治目生翳障、眼目昏花、迎风流泪。本品还有利水功能，可治水肿胀满、小便不利。

现代药理学研究显示，本品具有降血脂作用，对肿瘤细胞生长有抑制作用，提取物有不同程度的抗氧化作用。据现代临床报道，楮实子多用于肝病、肾病、不孕不育、阿尔茨海默病、斑秃等疾病的治疗，尤其在眼科中应用广泛。

二、庵闾子

【性味归经】苦、辛，温。归肝经。

【功能主治】活血化瘀，祛湿止痛。

庵闾子（旧作菴蕳子），苦能燥湿，辛能发散，入肝经，有活血化瘀作用，可用于治疗瘀血引起的痛经、闭经、产后腹痛。本品还可祛湿、利水消肿，治疗风寒湿痹、关节疼痛、肢体痉挛疼痛，亦治小便不利、腹水水肿等症。

三、配伍使用

【伍用功能】楮实子长于养阴清肝利水，庵闾子"主五脏瘀血，腹中水气"，二药合用，攻补兼施，利水而无伤阴之弊，有养阴助阳、利水消肿、祛湿化痰、化瘀散结之功。

【伍用主治】水肿。用于治疗胸水、腹水,尤以肝硬化腹水疗效最佳。亦用于治疗一切肿瘤伴水湿停滞,以及小便不利、尿频尿急、排尿困难。

【经验】国医大师朱良春认为楮实子为虚劳及老弱之要药,乃利水而不伤阴之妙品。临床常以楮实子配庵闾子为主治疗肝硬化腹水,二者相伍,养阴兼有化瘀之功,利水而无伤阴之弊。

【用法用量】楮实子6~15g,庵闾子6~15g。

大枣　葶苈子

一、大枣

【性味归经】甘,温。归脾、胃经。

【功能主治】补中益气,养血安神。

大枣甘可补益,归脾、胃经,有补中益气、养心安神、缓和毒性的功效,可用于治疗脾胃虚弱或脾气不足所致倦怠乏力、食少便溏;又能安神助眠,治疗妇人脏躁、失眠健忘。

现代药理学研究显示,本品能促进骨髓造血、增强免疫功能、改善肠道环境、抵御有毒物质侵袭,有镇静、安眠、抗氧化、抗衰老、保肝、抗肿瘤、抗过敏、抗炎及降血压等作用,还可以缓解应激反应,有镇静安神的功能。

二、葶苈子

性味归经、功能主治详见第四章"葶苈子–鳖甲"药对。

三、配伍使用

【伍用功能】二药合用,有泻肺行水、下气平喘之功。

【伍用主治】水肿。治疗小便不利、肺痈、慢性支气管炎、悬饮、哮喘、心力衰竭、喘息不得卧者。也用于治疗慢性鼻炎,以鼻塞、鼻甲肥大日久不愈者为宜。

【经验】大枣、葶苈子组合名为葶苈大枣泻肺汤,出自《金匮要略》,用于治疗肺痈,支饮喘息不得卧之症。《千金方衍义》曰:"故用葶苈破水泻肺,大枣护脾通津,乃泻肺而不伤脾之法。"临床用于多种原因引起的肺积水、胸腔积液,辨证用药大胆心细确可效如桴鼓。

【用法用量】大枣6~15g,葶苈子6~15g。

黄芪 益母草

一、黄芪

【性味归经】甘，微温。归肺、脾经。

【功能主治】益气固表，托疮排脓，利水消肿，升阳举陷。

黄芪甘可补益，入肺经，功能益气固表，可治疗因气虚而使气难以达表所致无汗者，有发汗的功效；也可治疗因气虚卫外不固而致卫气不足，汗出不止者，起到止汗的作用。例如，由黄芪、白术、防风组成的方剂玉屏风散，即可用于治疗卫气不足，不能固摄体表，感受外邪侵袭，表虚有汗的气虚感冒。本品能托疮排脓，治疗痈疽不溃或溃烂不收口；入脾经，可治疗血虚面色萎黄；又能利水消肿，治疗气虚引起尿血、石淋及小便混浊涩痛，还可治疗水肿及血痹证。炙用补中益气，治疗脏腑气虚诸症。黄芪有升阳举陷之功，可治疗脾气不足引起的久泻、脱肛、子宫下垂，气虚血脱，崩漏下血。

现代药理学研究显示，本品有利尿作用，能够促进肾病综合征患者蛋白尿的消退；对于非特异性免疫、体液免疫、细胞免疫等有增强作用，还可促进造血功能，改善红细胞的变形能力；可防治心肌梗死、抗病毒、抗肿瘤，能降低血压、扩张血管。

【经验】临床上本品常用于调节血压，用量少于10g时可以升高血压，并可治疗中气下陷诸症；用量大于30g时可以降低血压。治疗体表气虚时用生黄芪，补脏腑气虚时用炙黄芪。生黄芪还可以用于治疗慢性肾炎、蛋白尿、糖尿病。

二、益母草

【性味归经】苦、辛，微寒。归肝、心、膀胱经。

【功能主治】活血化瘀，利水消肿，清热解毒。

益母草辛散苦泄，微寒清热，入心、肝、膀胱经，可活血化瘀调经，作用平和，为妇科经产之要药，用于治疗血瘀引起月经不调、闭经、痛经，产后瘀阻腹痛、恶露不尽；能利尿消肿，治疗水肿、小便不利，水瘀互阻的水肿尤宜；又可清热解毒，治疗疮痈肿毒、皮肤瘾疹。

现代药理研究显示，本品能够改善心脏功能、营养心肌、稳定心率，还可扩张血管、促进血液循环，从而发挥降血压、降血脂、防止动脉硬化的作用。

三、配伍使用

【伍用功能】二药合用，有益气活血、利水消肿之功。

【伍用主治】水肿。用于治疗气虚血瘀型无名水肿，久治不愈者。此外，可用于治疗月经不调伴有血块，痛经，闭经；亦可用于慢性肾炎、肾病综合征，症见下肢浮肿，伴有蛋白尿及血压升高者。

【用法用量】黄芪10~30g，益母草15~30g。

黄芪　防己

一、黄芪

性味归经、功能主治详见第五章"黄芪–益母草"药对。

二、防己

【性味归经】苦、辛，寒。归膀胱、肺经。

【功能主治】祛除风湿，利水消肿。

防己苦寒降泄，又能利水消肿，用于治疗水肿、小便不利等症，可配伍椒目、葶苈子、大枣等药物，对于属虚证者，常配伍黄芪、茯苓、白术等。

临床观察本品可用于治疗水肿、脚气等病症。

三、配伍使用

【伍用功能】二药合用，有益气健脾、利水消肿之功。

【伍用主治】水肿。用于脾虚湿停型水肿，临床症见身肿、腰以下肿甚，脘腹胀闷，面色萎黄，纳减便溏，小便短少，舌淡、苔白腻，脉沉弱。

【用法用量】黄芪15~30g，防己10~15g。

第二节　淋证

金钱草　怀牛膝

一、金钱草

性味归经、功能主治详见第二章"煅瓦楞子–金钱草"药对。

二、怀牛膝

【性味归经】苦、酸、甘，平。归肝、肾经。

【功能主治】活血通经，补肝肾，强筋骨，利水通淋，引血下行。

怀牛膝苦可降泄，甘可补益，入肝、肾经，活血通经，祛瘀止痛，可治妇人血滞经闭、痛经、月经不调，产后血瘀腹痛、恶露不下，以及跌打损伤瘀血肿痛，并且可应用于催产及人工流产。古有"牛膝善引血下行"之说，本品不仅能够引血下行，还可导热下泄，用以治上炎之火，常用于吐血、衄血、咯血、头昏头痛、牙龈肿痛、咽喉肿痛、口舌生疮等火热上逆诸症。本品入血分，行血滞，可引血下行，入肝、肾经，有补肝肾、强筋骨之功，常用于肝肾不足，痹阻日久引起的腰膝酸软、腰腿痹痛、软弱无力，与他药合用效果更佳，如治疗湿热下注之关节红肿疼痛、足膝痿软无力的四妙丸，治疗外感风寒湿邪下行关节所致下肢关节疼痛、屈伸不利的独活寄生汤。本品性滑利，有活血通经、利水通淋之效，故可治下窍不利的水肿、小便不利、小便淋沥涩痛、尿血石淋等症。

三、配伍使用

【伍用功能】金钱草甘淡渗湿，微寒清热泻火，主泻肝胆之火，能利尿通淋、清湿热，还可清热解毒、消肿止痛，且咸能软坚散结，入肾、膀胱经可利尿排石。怀牛膝苦可降泄，甘可补益，入肝、肾经，入血分，行血滞，有活血通经、祛瘀止痛之功，善引血下行、导热下泄，用以治上炎之火。二药合用，有清热解毒、利尿通淋、化瘀排石之功。

【伍用主治】淋证。用于治疗小便不利之热淋、石淋，临床症见小便不畅、尿急、尿频、尿痛、肾绞痛。也用于治疗尿酸升高引起的痛风。

【经验】金钱草清利湿热、利尿通淋，《诸病源候论》云："诸淋者，由肾虚而膀胱热故也。"《本草纲目》认为牛膝善治淋。故金钱草、怀牛膝二药合用善治淋证，尤其适用于老年慢性尿路感染长期不愈者。

【用法用量】金钱草15~30g，怀牛膝9~30g。

生地榆　白头翁

一、生地榆

性味归经、功能主治详见第二章"伏龙肝–生地榆"药对。

二、白头翁

性味归经、功能主治详见第二章"仙鹤草–白头翁"药对。

三、配伍使用

【伍用功能】生地榆苦能降泄，寒可清热，归肝、大肠经，入血分，可清血中之热毒，味酸而涩，能涩血妄行，清热解毒敛疮，善治下焦血分湿热。白头翁味苦性寒，苦能解毒、燥湿，可清大肠湿热及血之热毒。二药合用，有清热利湿、解毒敛疮之功。

【伍用主治】淋证。用于治疗急、慢性尿路感染伴尿道灼热疼痛者。也可治疗热毒血痢、阴痒带下、崩漏下血等病症。

【用法用量】生地榆9~15g，白头翁9~15g。

生甘草　白头翁

一、生甘草

性味归经、功能主治详见第一章"板蓝根-生甘草"药对。

二、白头翁

性味归经、功能主治详见第二章"仙鹤草-白头翁"药对。

三、配伍使用

【伍用功能】生甘草甘能补益、缓急止痛，入心、肺、脾、胃经，可补益脾气、补脾养胃，亦可清热解毒、调和诸药。白头翁味苦性寒，苦能解毒、燥湿，可清大肠湿热及血之热毒。二药合用，有清热解毒、健脾祛湿之功。

【伍用主治】淋证。用于治疗急、慢性尿路感染伴尿道灼热疼痛者。亦用于治疗急、慢性盆腔炎，异常子宫出血，慢性宫颈炎。

【用法用量】生甘草9~30g，白头翁9~30g。

第三节　癃闭

刘寄奴　琥珀

一、刘寄奴

【性味归经】苦，温。归心、肝、脾经。

【功能主治】活血通经，敛疮消肿，消食化积，止血止痛。

刘寄奴苦能降泄，气香兼辛，辛能行散，温可通络，入肝、脾经，入血分，可活血化瘀、止血止痛而疗伤，为"金疮要药"，可治疗跌打损伤、瘀血痛肿、金疮出血、骨折和血滞等症。本品气香入脾经，有健脾益胃、消食化积之功，用于食积不化所致腹痛腹泻、呕恶吞酸、口臭酸腐。

临床观察本品还可抗炎止泻，缓解炎症反应，还可消除肠道多种致病菌，治疗腹痛腹泻、赤白痢疾。

二、琥珀

性味归经、功能主治详见第三章"琥珀-炒酸枣仁"药对。

三、配伍使用

【伍用功能】刘寄奴苦能降泄，辛温能行散，温可通络，入血分可活血化瘀、止血止痛，气香入脾经，有健脾益胃、消食化积功效。琥珀甘可补虚，入心、肝、小肠经，可活血化瘀、通络止痛，有利尿通淋作用。二药合用，有化瘀散结、活血利尿之功。

【伍用主治】癃闭。用于治疗前列腺炎或前列腺增生所致尿频、尿急、尿等待诸症。

【用法用量】刘寄奴6~15g；琥珀10g，包煎。

冬瓜皮　玉米须

一、冬瓜皮

【性味归经】甘，微寒。归脾、胃、大肠、小肠经。

【功能主治】利水消肿。

冬瓜皮味甘，性寒，具有利水消肿之功，主要用于治疗水肿，可通利小便、利水湿以消除肿胀，一般作为辅助利水之品使用，常配伍茯苓皮、泽泻、猪苓等药。

临床观察本品可用于治疗水肿、小便不利等病症。

二、玉米须

【性味归经】甘、淡，平。归膀胱、肝、胆经。

【功能主治】利水消肿。

玉米须甘淡而性平，具有利水渗湿消肿的功能，可用于治疗水肿、小便不利，配伍冬瓜皮、赤小豆等药物；又能利小便而退黄疸，用于治疗湿热黄疸，可配伍茵陈等。

临床观察本品可用于治疗水肿、小便不利、湿热黄疸等病症。

三、配伍使用

【伍用功能】二药合用，有清热祛湿、利尿通淋之功。

【伍用主治】癃闭。用于治疗湿热下注型癃闭，临床症见小腹胀满、尿闭不通、口干不欲饮、大便秘结、舌红、苔腻微黄、脉弦滑等。

【用法用量】冬瓜皮15~30g，玉米须15~30g。

泽兰　路路通

一、泽兰

【性味归经】苦、辛，微温。归肝、脾经。

【功能主治】活血通经，化瘀消痈，利水消肿。

泽兰苦可降泄，辛能发散，温能通经，入肝经血分，善活血化瘀、调经止痛、通脉安胎，补而不滞，行而不峻，为妇科常用之品，可用于气滞血瘀兼气血不足引起的月经不调、闭经、痛经及产后腹痛，亦可用于气滞血瘀及跌打损伤引起的肢体疼痛、麻木。本品可化瘀消痈，可治痈疮肿毒、疮疡初起、蛇虫咬伤。本品还能利水消肿，用于治疗水肿下肢尤甚者。

泽兰之功效以通经利水见长，为治瘀血水肿之药，大凡瘀水为病者当用。《本经逢原》曰："泽兰入足太阴、厥阴血分，专治产后血败，流于腰股，拘挛疼痛，破宿血，消癥瘕，除水肿、身面四肢浮肿。《本经》主金疮、痈肿、疮脓，皆取散血之功，为产科之要药。更以芎、归、童便佐之，功效胜于益母。"《本草正义》云："大腹水肿，身面四肢浮肿，骨节中水，皆苦温胜湿之功效，亦即兰草利水道之意，然通利之品，能走未必能守，此当以意逆之，而可知其非虚证久服之药矣。"

现代药理学研究显示，泽兰可抗血栓形成、降低血液黏稠度。

二、路路通

【性味归经】苦，平。归肝、肾经。

【功能主治】行气止痛，活血通络，利水消肿。

路路通味苦，性平，具有通利之性，功能行气宽中而止痛，又有活血通络、利水消肿的功效，用于治疗水肿，可配伍茯苓皮、桑白皮、冬瓜皮等药物。

临床观察本品可用于治疗水肿、小便不利等病症。

三、配伍使用

【伍用功能】二药合用，有化瘀通络、利尿通淋之功。

【伍用主治】癃闭。用于痰瘀阻络型癃闭，临床症见小便阻塞不畅、胀满疼痛，舌暗、苔白，脉弦涩。

【用法用量】泽兰15~30g，路路通15~30g。

第四节　遗尿

益智仁　麻黄

一、益智仁

性味归经、功能主治详见第三章"苍术–益智仁"药对。

二、麻黄

性味归经、功能主治详见第一章"麻黄–生石膏"药对。

三、配伍使用

【伍用功能】益智仁辛温香燥，入脾、肾经，功效为温肾固精缩尿、温脾止泻、开胃摄唾。麻黄辛可发散，其质轻扬，最善开皮肤孔窍，可以开腠理、通毛孔、宣肺平喘，有利水消肿的作用。二药合用，有宣肺健脾、固精缩尿之功。

【伍用主治】遗尿。用于治疗顽固遗尿，尤以小儿遗尿者效佳。

【用法用量】益智仁6~15g，麻黄3~9g。

益智仁　乌药

一、益智仁

性味归经、功能主治详见第三章"苍术–益智仁"药对。

二、乌药

性味归经、功能主治详见第二章"百合–乌药"药对。

三、配伍使用

【伍用功能】乌药辛可发散，温能通经，可疏通气机，温散寒邪，行气散寒止痛。益智仁辛温香燥，入脾、肾经，能温肾固精缩尿、温脾开胃摄唾。二者一散一收，乌药以行散为主，益智仁以温补收涩为主。二药合用，有温肾散寒、固精缩尿之功。

【伍用主治】遗尿。用于脾肾亏虚型遗尿，临床症见遗尿、神疲乏力、面色少华、食欲不振、大便稀、舌淡苔白、脉细弱等。亦用于治疗肺肾阳虚之鼻涕清稀、痰涎频多，以及下元虚冷之小便频数、小儿遗尿、前列腺肥大。

【用法用量】益智仁6~15g，乌药6~15g。

山茱萸　金樱子

一、山茱萸

【性味归经】酸、涩，微温。归肝、肾经。

【功能主治】补益肝肾，收涩固脱。

山茱萸酸涩收敛，性温不燥，补而不腻，入肝、肾经，能补肝暖肾，有补肾助阳、固精缩尿的功效，用于治疗肝肾亏虚，头晕目眩、腰膝酸软、阳痿早泄、遗精遗尿、小便频数、白带过多、崩漏、月经过多等；又可收涩固脱，治疗大汗不止，体虚欲脱，为防止元气虚脱之要药。

现代药理学研究显示，本品有抗炎、抗休克、强心作用。

二、金樱子

【性味归经】酸，平。归肾、大肠经。

【功能主治】涩精，缩尿，涩肠止泻。

金樱子酸涩收敛，具有固精缩尿功能。用于治疗肾虚滑精、遗精，可单独熬膏服，也可配伍沙苑子、菟丝子、补骨脂等药物。在临床上常与芡实相配，制成丸药，用于治疗遗精、小便频数、妇人带下等症。

临床观察本品可用于治疗肾虚遗尿、滑精、遗精、小便频数及带下等病症。

三、配伍使用

【伍用功能】二药合用，有补益肝肾、涩精缩尿之功。

【伍用主治】遗尿。用于治疗肾气不固型遗尿，临床症见遗尿、一夜数次，神疲乏力，腰膝酸软，智力较低下，舌淡、苔薄白，脉沉细无力。

【用法用量】山茱萸10~15g，金樱子10~15g。

第五节　肾结石

鸡内金　海浮石

一、鸡内金

性味归经、功能主治详见第二章"鸡内金-全蝎"药对。

二、海浮石

【性味归经】咸，寒。归肺、肾经。

【功能主治】清肺化痰，软坚散结。

海浮石味咸，性寒，功能化痰软坚，治疗瘰疬结核，可配伍海藻、昆布等药。用于治疗石淋、小便涩痛，可将本品研细末，用生甘草煎汤调服。

三、配伍使用

【伍用功能】二药合用，有利尿通淋、消积化石之功。

【伍用主治】肾结石。用于脾虚湿蕴型肾结石，临床症见腹痛隐隐、面色晦暗、餐后腹胀、舌淡、苔腻微黄、脉弦滑等。

【用法用量】鸡内金15~30g，海浮石15~30g。

石韦　海金沙

一、石韦

【性味归经】苦、甘，微寒。归肺、膀胱经。

【功能主治】清热利水通淋，清肺化痰。

石韦味苦、甘，性寒，具有清热利水通淋的作用，为治疗热淋、石淋所常用，可配伍滑石、海金沙、白茅根等；因其又能止血，故治疗血淋亦有效验，可配伍蒲黄。

二、海金沙

性味归经、功能主治详见第二章"金钱草-海金沙"药对。

三、配伍使用

【伍用功能】二药合用，有清热利湿、软坚散结之功。

【伍用主治】肾结石。用于湿热蕴结型肾结石，临床症见腹痛疼痛剧烈、尿有砂石、舌红苔黄腻、脉滑数。

【用法用量】石韦 15~30g，海金沙 15~30g。

第六节　肾功能异常

油松节　五倍子

一、油松节

性味归经、功能主治详见第一章"油松节－蜂房"药对。

二、五倍子

【性味归经】酸、涩，寒。归肺、大肠、肾经。

【功能主治】敛肺止汗，涩肠止泻，解毒止血。

五倍子味涩，入肺经，能够收敛肺气，用于治疗肺虚久咳，顽痰不化；性寒可降肺火，用于风热感冒，咳嗽痰多；还可敛肺止汗，治疗气虚引起的自汗及阴虚引起的盗汗。本品入大肠经，能够涩肠止泻，治疗久泻不止、便血、小儿慢性腹泻。本品可止血，治疗浅表性胃炎、胃溃疡、十二指肠溃疡、上消化道出血、咳血、咯血、痔疮出血、便血、崩漏下血、尿血等症。本品亦入肾经，可补肾固精，治疗早泄阳痿、小儿遗尿。

现代药理学研究显示，本品有收敛、局部止血、解毒、抗菌等作用。

【经验】用五倍子 30g 煎成浓汤，先熏后泡 30 分钟，以 15 天为 1 个疗程，可治疗遗精。用五倍子 30g、枯矾 20g、黄柏 15g、冰片 1g，研细粉加醋调和成糊状，涂于患处，外用治疗阴囊湿疹，也适用于脚气。

三、配伍使用

【伍用功能】油松节辛开，苦降，温通，入肾经，善于祛风除湿、舒筋活络、行气活血、通利关节。五倍子味涩，入肺经，能够收敛肺气，又入肾经，可补肾固精。二药合用，有温肾固精、利尿通淋之功。

【伍用主治】慢性肾炎伴尿蛋白长期难消者。也可治疗遗精遗尿、尿频、腰膝酸软等病症。

【用法用量】油松节 9~30g，五倍子 6~9g。

制大黄　白花蛇舌草

一、制大黄

性味归经、功能主治详见第三章"枸杞子–制大黄"药对。

二、白花蛇舌草

性味归经、功能主治详见第一章"鱼腥草–白花蛇舌草"药对。

三、配伍使用

【伍用功能】大黄苦寒泄降，作用强烈，素有"将军"之称，可通脏腑、降湿浊，善于倾泻上炎之火，走下焦，入血分，有较好的活血化瘀、通经的作用。白花蛇舌草味苦、甘，寒能清热，归心、肝、脾经，可清热解毒、散结消肿、利湿通淋、利尿祛湿。二药合用，有利湿化浊、活血化瘀之功。

【伍用主治】急性肾炎、慢性肾炎、慢性肾盂肾炎、肾小球动脉硬化性肾病、糖尿病肾病、肝肾综合征、肾结石等，伴肌酐、尿素氮水平缠绵难降者。

【用法用量】制大黄9~30g，白花蛇舌草15~30g。

第七节　遗精

山茱萸　五味子

一、山茱萸

性味归经、功能主治详见第五章"山茱萸–金樱子"药对。

二、五味子

性味归经、功能主治详见第四章"墨旱莲–五味子"药对。

三、配伍使用

【伍用功能】二药合用，有敛肺补肾、固精止汗之功。

【伍用主治】遗精。用于治疗肺肾不足，阴阳俱虚者，临床症见遗精、盗汗自汗、心悸气短、失眠多梦等。

【用法用量】山茱萸15~30g，五味子9~15g。

菟丝子　桑螵蛸

一、菟丝子

【性味归经】辛、甘，平。归肝、肾经。

【功能主治】补肾固精，养肝明目。

菟丝子味辛、甘，性平，能助阳而益精，用于治疗阳痿遗精、小便频数及肾虚腰痛等症，可配伍枸杞子、沙苑子、杜仲等药物。

临床观察本品用于治疗遗精、肾虚阳痿、早泄等病症。

二、桑螵蛸

【性味归经】甘、咸，平。归肝、肾经。

【功能主治】补肾，固精，缩尿。

桑螵蛸味甘、咸，性平，能补肾助阳而偏于收涩，有固精缩尿的功效。配伍菟丝子、枸杞子、补骨脂、龙骨、牡蛎等药物，可用于治疗遗精、滑精；配伍覆盆子、益智仁、金樱子等药物，可用于治疗尿频失禁及遗尿等症。

临床观察本品可用于治疗肾阳不足的遗精、滑精、小便频数、小便失禁及小儿遗尿等病症。

三、配伍使用

【伍用功能】二药合用，有补益肝肾、涩精止遗之功。

【伍用主治】遗精。用于治疗肾气不固型遗精，临床症见滑泻不尽、面色㿠白、疲倦自汗、气短、舌质淡、苔薄白、脉细弱等。

【用法用量】菟丝子15~30g，桑螵蛸10~15g。

沙苑子　覆盆子

一、沙苑子

【性味归经】甘，温。归肝、肾经。

【功能主治】补肾固精，养肝明目。

沙苑子味甘，性温，其功效与菟丝子相近，主治病症亦相似，均有明目、益肾固精的功效，二药亦可同用，如内补丸、保真种玉丸、补益蒺藜丸等。本品配伍龙骨、牡蛎、芡实、莲须等药，具有固肾涩精的功效。

临床观察本品可用于治疗遗精早泄、肾虚阳痿、小便频数等病症。

二、覆盆子

【性味归经】甘、酸，温。归肝、肾、膀胱经。

【功能主治】补肾助阳，固精缩尿。

覆盆子甘可补益，酸可收敛，入肝、肾经，可补五脏之精气，收敛肝肾耗散的精气；可补肾助阳，治疗腰膝酸软、阳痿早泄、形寒肢冷、宫冷不孕、性冷淡等症；还可固精缩尿，治疗遗精滑精、遗尿、夜尿频等症；还可治疗久泻便溏。

现代药理学研究显示，本品有雌激素样作用，亦可抗衰老。

三、配伍使用

【伍用功能】二药合用，有养肝益肾、涩精止遗之功。

【伍用主治】遗精。用于命门火衰型遗精，临床症见遗精清冷、头晕耳鸣、腰膝酸软、畏寒肢冷、面色㿠白、舌质淡、脉沉弱等。

【用法用量】沙苑子10~15g，覆盆子10~15g。

第八节　阳痿

菟丝子　蛇床子

一、菟丝子

性味归经、功能主治详见第五章"菟丝子–桑螵蛸"药对。

二、蛇床子

【性味归经】辛、苦，温；有小毒。归肾经。

【功能主治】祛风燥湿，杀虫止痒，温肾壮阳。

蛇床子有小毒，辛散苦降温燥，入肾经。功擅燥湿杀虫、祛风止痒，治阴部湿痒、湿疹、慢性湿疹急性发作、汗疱疹糜烂期、阴囊湿疹，湿浊带下、寒湿腰痛，以及疥癣、皮癣见皮肤有分泌物渗出和发痒者。又能温肾助阳，治疗阳痿早泄、宫寒不孕。临床观察本品可治滴虫性阴道炎、急性渗出性皮肤病、婴儿湿疹等疾病。

现代药理研究显示，本品能够扩张血管，抗心律失常，缓解心肌细胞损伤，提高心肌缺血再灌注损伤后心功能的恢复，有降压作用；对创伤性脑损伤具有神经保护的作用，能够促进内源性神经干细胞的增殖和神经元的恢复，抑制炎症因子的产生，促进神经营养因子的表达，能够改善学习记忆功能。

三、配伍使用

【伍用功能】菟丝子辛能助阳，甘能补益，入脾、肝、肾经，性平，可平补肾阴肾阳、固精止遗、安胎明目、止泻。蛇床子辛散苦降温燥，入肾经，功擅温肾助阳、散寒祛风。二药合用，有补肾助阳、温经通络之功。

【主治】阳痿。用于治疗肾阳虚衰之男子阳痿早泄、女子卵泡发育不全及其所致不孕不育等病症。亦可用于治疗寒湿引起的皮肤病、寒湿带下、风寒湿痹、腰膝关节疼痛。

【出处】菟丝子和蛇床子伍用出自《备急千金要方》，用于治疗阳痿早泄有寒湿征象者，如久战不败秘方。《方氏脉症正宗》中记载此二者合用可治因寒湿而白带异常者。

【用法用量】菟丝子9~15g，蛇床子6~15g。

生甘草　巴戟天

一、生甘草

性味归经、功能主治详见第一章"板蓝根–生甘草"药对。

二、巴戟天

【性味归经】甘、辛，微温。归肝、肾经。

【功能主治】补肾助阳，强筋壮骨，祛风除湿。

巴戟天甘可补益，辛能发散，温能通经活络，入肝、肾经，其性温润不燥，有补肾助阳之功。治疗肾阳不足引起的腰膝酸软或无力，男子阳痿早泄，女子宫寒不孕，性冷淡，遗精遗尿，小便不利。本品还能强筋壮骨、活血通经，可治腹部瘀血凝结冷痛、跌仆闪挫、关节风湿痹痛、足痿无力、肢节不利、四肢拘挛疼痛等。

三、配伍使用

【伍用功能】生甘草甘能补益、缓急止痛，入心、肺、脾、胃经，亦可清热解毒、调和诸药。巴戟天甘可补益，辛能发散，温能通经活络，入肝、肾经，其性温润不燥，有补肾助阳之功，可强筋壮骨、活血通经、祛风除湿。二药合用，有补肾壮阳、清热解毒之功。

【伍用主治】阳痿。用于治疗肾阳亏虚之阳痿早泄，腰膝酸痛。临床上治疗颈椎、腰椎、膝关节骨质增生，宫冷不孕，复发性口腔溃疡；对于替代或减量激素类药物有较好效果。

【用法用量】生甘草15~30g，巴戟天9~15g。

细辛　墨旱莲

一、细辛

【性味归经】辛，温；小毒。归心、肺、肾经。

【功能主治】解表散寒，祛风行水，通窍止痛，温肺化饮。

细辛辛温走窜，入肺经，能发散解表、宣泄瘀滞、祛风散寒，上达颠顶，通利九窍，止痛力强，可用于治疗外感风寒头痛、偏正头痛、牙痛，以及少阴头痛症见头痛连齿者，还可治疗风寒湿痹痛；可通鼻窍，治疗鼻塞流涕、鼻渊头痛、鼻衄；还能温肺化饮，治疗寒痰喘咳。

二、墨旱莲

性味归经、功能主治详见第四章"墨旱莲–五味子"药对。

三、配伍使用

【伍用功能】二药合用，有温阳通络、滋补肝肾之功。

【伍用主治】阳痿。用于治疗因肝肾不足，阴亏阳衰而致的阳痿早泄诸症。

【用法用量】细辛1~3g，墨旱莲10~30g。治疗阳痿早泄，可以细辛3g、墨旱莲10g代茶饮，开水泡服，每日3次。

白芷　水蛭

一、白芷

性味归经、功能主治详见第三章"白芷–羌活"药对。

二、水蛭

【性味归经】咸、苦，平；小毒。归肝经。

【功能主治】活血通经，祛瘀消癥。

水蛭咸可软坚，苦能降泄，入肝经血分，能破血通经，其力峻猛，可用于治疗血瘀导致的月经不调、痛经、闭经；亦可祛瘀消癥，治疗腹部肿块，跌打损伤引起的瘀血肿痛。

现代药理研究显示，本品含有大量的水蛭素，能够增强抗凝血功能，提高血小板活性，预防血小板凝聚成块。本品还可用作麻醉，有明显的止痛作用。

三、配伍使用

【伍用功能】白芷辛可发散，温能通经，可祛风解表散寒。水蛭咸可软坚，苦能降泄，入肝经血分，能破血通经，其力峻猛。二药合用，有活血化瘀、温经通络之功。

【伍用主治】阳痿。用于治疗血瘀络阻之阳痿不举及肩周炎等。

【用法用量】白芷6~15g，水蛭2~5g。

第九节　早泄

覆盆子　桑螵蛸

一、覆盆子

性味归经、功能主治详见第五章"沙苑子–覆盆子"药对。

二、桑螵蛸

性味归经、功能主治详见第五章"菟丝子–桑螵蛸"药对。

三、配伍使用

【伍用功能】覆盆子味甘、酸，性温，入肝、肾、膀胱经，能补五脏之精气，收敛肝肾耗散的精气，有补肾助阳、固精缩尿的功效。桑螵蛸味甘、咸，性平，能补肾固精止浊，有补肾壮阳、固精缩尿之效。二药合用，共奏补益肝肾、固精缩尿之功。

【伍用主治】早泄。用于治疗肾阳不固之早泄，亦可治肾阳不固之小便清长、夜尿频多、遗精遗尿、阳痿。

【用法用量】桑螵蛸10~30g，覆盆子6~15g。

苦参　生栀子

一、苦参

性味归经、功能主治详见第二章"茜草–苦参"药对。

二、生栀子

【性味归经】苦，寒。归心、肝、胃、肺、三焦经。

【功能主治】清热泻火，除烦利湿，解毒凉血，消肿止痛。

生栀子苦能降泄，寒能清热，可清泻全身之火，泻心火，清心除烦，可治热病火毒、高热神昏、烦躁、谵语之三焦俱热者；有清热利湿之功，可清肝胆湿热，治疗湿热黄疸，又可清下焦湿热，治疗小便短赤、淋沥涩痛；能清热凉血，治疗各种血证，如吐血、衄血、便血、尿血、崩漏等；还能清热解毒，治疗热毒疮疡、目赤肿痛、皮肤红肿热痛。

临床观察本品可治疗急性睾丸炎所致睾丸肿大疼痛、阴囊红肿，亦可用于急性结膜炎、沙眼、外耳道疖肿等。

三、配伍使用

【伍用功能】苦参苦可燥湿，寒可清热，有清热燥湿之功，还可杀滴虫、利小便。栀子苦能降泄，寒能清热，可清泻全身之火邪，泻心火，清心除烦，又可清肝胆湿热、清热凉血、清热解毒。二药合用，有清热利湿、杀虫止痒之功。

【伍用主治】早泄。用于治疗湿热内蕴所致阳痿早泄。也可治疗黄疸、尿赤、痤疮等病症。

【用法用量】苦参10~15g，生栀子6~9g。

知母　黄柏

一、知母

【性味归经】苦，寒。归肺、胃、肾经。

【功能主治】清热泻火，滋肾润燥。

知母味苦，性寒，具有泻肺火、滋肾的作用，不仅能清实热，而且可清虚热。临床上常配伍黄柏、熟地黄、牡丹皮等药物，治疗阴虚火旺、骨蒸潮热等症。

临床观察本品可用于治疗阴虚发热、虚劳咳嗽及消渴等病症。

二、黄柏

【性味归经】苦，寒。归肾、膀胱、大肠经。

【功能主治】清热燥湿，泻火解毒，清虚热。

黄柏味苦，性寒，具有清热燥湿之力，善除下焦之湿热。用于治疗带下阴肿，可配伍白芷、龙胆等药物；用于治疗小便淋涩热痛，可配伍知母、生地黄、竹叶、木通等药物。本品亦能清虚热以治疗骨蒸潮热，泻肾火以治疗梦遗滑精，常配伍知母、地黄等药物。

临床观察本品可用于治疗赤白带下、小便淋沥涩痛、阴部肿痛及梦遗滑精等病症。

三、配伍使用

【伍用功能】二药合用，有清热泻火、滋肾益精之功。

【伍用主治】早泄。用于湿热下注型早泄，临床症见急躁易怒、口苦咽干、阴囊潮湿、失眠、舌红、苔黄腻、脉弦滑等。

【用法用量】知母 10~15g，黄柏 10~15g。

五味子　金樱子

一、五味子

性味归经、功能主治详见第四章"墨旱莲–五味子"药对。

二、金樱子

性味归经、功能主治详见第五章"山茱萸–金樱子"药对。

三、配伍使用

【伍用功能】五味子酸甘温，入肺、心、肾经，具有益肾固精、涩肠止泻的作用。金樱子味酸收敛，功能固精缩尿。二药合用，有收敛固肾、涩精止遗之功。

【伍用主治】早泄。用于肾气不固型早泄，临床症见神疲乏力、腰膝酸软、夜尿多、舌质淡、苔白腻、脉沉细等。

【用法用量】五味子 10~15g，金樱子 10~15g。

第十节 不育

败酱草 菟丝子

一、败酱草

性味归经、功能主治详见第一章"败酱草－鲜竹沥"药对。

二、菟丝子

性味归经、功能主治详见第五章"菟丝子－桑螵蛸"药对。

三、配伍使用

【伍用功能】败酱草辛能散结，苦可降泄，寒能清热，入肝、胃、大肠经，清热解毒，善于清泻胃肠湿热之毒，清泻肝胆实热。菟丝子味辛能助阳，甘能补益，入脾、肝、肾经，性平，可平补肾阴、肾阳。二药合用，有补益肾气、清热解毒之功。

【伍用主治】不育。用于治疗肾气不足兼湿热下注之不育，伴见生殖系统炎症、精液不液化者。也可用于治疗慢性盆腔炎，前列腺疼痛属于气淋者。

【用法用量】败酱草9~15g，菟丝子9~15g。用于男性不育症时，败酱草、菟丝子均要用到30g。

败酱草 黄皮果核

一、败酱草

性味归经、功能主治详见第一章"败酱草－鲜竹沥"药对。

二、黄皮果核

【性味归经】辛、微苦，温。归肝、肺、胃经。

【功能主治】行气散结，消食除胀，化痰止咳。

黄皮果核辛可发散，苦能降泄，温通止痛，入肺、肝、胃经，有行气散结、消食除胀、化痰止咳的功效，可用于治疗脘腹胀痛、腹部痉挛疼痛、肝胃气痛、食滞胀满、咳嗽痰多、哮喘。此外，临床中亦多用于小肠疝气疼痛、痛经、风湿痹痛、蜈蚣咬伤、小儿头疮。

三、配伍使用

【伍用功能】败酱草辛能散结，苦可降泄，寒能清热，入肝、胃、大肠经，能清热解毒、祛痰排脓利湿，善于清泻胃肠湿热之毒，清泻肝胆实热。黄皮果核辛可发散，苦能降泄，入肺、肝、胃经，有行气散结、消肿止痛的功效。二者合用，有清热利湿、消肿止痛之功。

【伍用主治】不育。用于治疗下焦湿热型不育，临床常用于因精索静脉曲张而出现睾丸胀痛或疝气、精液不液化所导致的男性不育症。

【用法用量】败酱草15~30g，黄皮果核15~30g。

第六章　气血津液病证常用药对

第一节　郁证

合欢皮　蒺藜

一、合欢皮

性味归经、功能主治详见第三章"合欢皮-蒺藜"药对。

二、蒺藜

性味归经、功能主治详见第三章"合欢皮-蒺藜"药对。

三、配伍使用

【伍用功能】合欢皮甘平，入心、脾、肺经，具有安神作用。蒺藜苦泄辛散，具有疏肝散郁的功能。二药合用，有疏肝解郁、养心安神之功。

【伍用主治】郁证。用于肝气郁结型郁证，临床症见精神抑郁、胸胁胀闷、食欲差、大便不调、舌红苔腻、脉弦等。

【用法用量】合欢皮15~40g，蒺藜15~40g。

石菖蒲　远志

一、石菖蒲

性味归经、功能主治详见第一章"射干-石菖蒲"药对。

二、远志

性味归经、功能主治详见第三章"茯神-远志"药对。

三、配伍使用

【伍用功能】石菖蒲辛温，入心、肝经，具有化痰开窍、和中辟秽的作用。远志味苦、辛，性温，入肺、心、肾经，能豁痰开窍、宁心安神。二药合用，有化痰辟秽、宁心益肾之功。

【伍用主治】郁证。用于心肾亏虚型郁证，临床症见情绪不宁、心悸、健忘、五心烦热、盗汗、口咽干燥、舌红少津、脉细数等。

【用法用量】石菖蒲15~30g，远志15~30g。

生栀子　淡豆豉

一、生栀子

性味归经、功能主治详见第五章"苦参–生栀子"药对。

二、淡豆豉

【性味归经】辛、甘、微苦，寒。归肺、胃经。

【功能主治】解表，除烦。

淡豆豉味辛甘而苦，性寒，具有透邪除烦的作用，可用于治疗热病后出现的虚烦不眠、心中懊侬之症，常配伍栀子等药物以解表除烦。

临床观察本品可用于治疗胸中烦闷、虚烦不眠等病症。

三、配伍使用

【伍用功能】二药合用，有清热泻火、除烦安神之功。

【伍用主治】郁证。用于气郁化火型郁证，临床症见急躁易怒、口干口苦、吞酸嘈杂、大便秘结、舌红苔黄、脉弦数等。

【用法用量】生栀子10~15g，淡豆豉10~15g。

第二节　血证

生甘草　仙鹤草

一、生甘草

性味归经、功能主治详见第一章"板蓝根–生甘草"药对。

二、仙鹤草

性味归经、功能主治详见第一章"仙鹤草–蛤蚧"药对。

三、配伍使用

【伍用功能】生甘草甘能补益、解毒、缓急止痛，入心、肺、脾、胃经，可补益脾气，补脾养胃，亦可清热解毒、调和诸药。仙鹤草味苦、涩，性平，入心、肝经，涩能收敛，故有收敛止血、解毒、补虚的作用。二药合用，有益气健脾、杀虫止痒之功。

【伍用主治】血证。临床常用于治疗血热型血证，如过敏性紫癜、白细胞减少症等，也可治疗银屑病、汗证等。

【用法用量】生甘草9~15g，仙鹤草30~90g。

仙鹤草　血余炭

一、仙鹤草

性味归经、功能主治详见第一章"仙鹤草－蛤蚧"药对。

二、血余炭

【性味归经】苦，平。归肝、胃经。

【功能主治】止血。

血余炭味苦，性平，具有止血的功效，临床用于治疗各种出血症，常配伍棕榈炭、侧柏叶、藕节等药物。

临床观察本品可用于治疗咯血、衄血、血淋、崩漏等病症。

三、配伍使用

【伍用功能】二药合用，有补肺健脾、益气止血之功。

【伍用主治】血证。用于气血亏虚型血证，临床症见出血色淡、迁延不愈、神疲倦怠、舌淡红、苔薄白、脉细弱等。

【用法用量】仙鹤草30~100g，血余炭15~30g。

墨旱莲　茜草

一、墨旱莲

性味归经、功能主治详见第四章"墨旱莲－五味子"药对。

二、茜草

性味归经、功能主治详见第三章"茜草–苦参"药对。

三、配伍使用

【伍用功能】墨旱莲味甘、酸，性寒，入肝、肾经，能够养阴益肾、凉血止血。茜草苦寒，入肝经，亦具有凉血止血的作用。二药合用，有凉血止血、养阴益肾之功。

【伍用主治】血证。用于阴虚火旺型血证，临床症见出血、头晕耳鸣、腰膝酸软、五心烦热、舌红苔少、脉细数等。

【用法用量】墨旱莲15~30g，茜草10~15g。

生地榆　伏龙肝

一、生地榆

性味归经、功能主治详见第二章"伏龙肝–生地榆"药对。

二、伏龙肝

性味归经、功能主治详见第二章"仙鹤草–伏龙肝"药对。

三、配伍使用

【伍用功能】生地榆味苦、酸，性微寒，入大肠经，能凉血止血、泻火敛疮，善治下部出血。伏龙肝辛温，入脾、胃经，有收敛止血的功效。二者合用，有泻火解毒、收敛止血之功。

【伍用主治】便血。用于肠道湿热型便血，临床症见便血鲜红、大便不畅、口苦而黏、纳谷不香、舌质红、苔黄腻、脉弦滑等。

【用法用量】生地榆15~30g，伏龙肝30~100g。

紫草　蒲公英

一、紫草

【性味归经】甘，寒。归心、肝经。

【功能主治】凉血，解毒，透疹。

紫草性寒，具有清热凉血、解毒、透疹之功，用于治疗血热毒盛之麻疹、斑疹透发不畅等症，可配伍蝉蜕、牛蒡子、连翘、荆芥等药物应用；用于治疗血热毒盛，疹色甚深，呈紫暗色而不红活者，可配伍牡丹皮、赤芍、金银花、连翘等凉血解毒药。

二、蒲公英

【性味归经】苦、甘，寒。归肝、胃经。

【功能主治】清热解毒。

蒲公英味苦、甘，性寒，用于治疗热毒所致的乳痈肿痛、疔疮等症，可配伍金银花、连翘、紫花地丁、野菊花、赤芍等清热解毒药；用于治疗肺痈，可配伍鲜芦根、冬瓜子、鱼腥草、桃仁、黄连等药物。

临床观察本品可用于治疗乳痈肿痛、疔疮热毒等病症。

三、配伍使用

【伍用功能】二药合用，有清热凉血、解毒透疹之功。

【伍用主治】紫斑。用于血热伤络型过敏性紫癜，临床症见紫癜色红、皮肤瘙痒、身热面赤、口渴、舌质红、苔薄黄、脉弦数等。

【用法用量】紫草15~30g，蒲公英15~30g。

第三节　消渴

鬼箭羽　黄连

一、鬼箭羽

【性味归经】苦，寒。归肝、脾经。

【功能主治】活血化瘀，通经止痛，解毒消肿。

鬼箭羽苦可坚阴，寒可清热，入血善于清解阴分之燥热，用于糖尿病阴虚燥热者，又因其具有活血化瘀之效，可治疗糖尿病引起的心脑血管、肾脏、眼底及周围神经系统的并发症。据研究，本品既可改善血液循环，增强机体免疫功能，又可调节机体代谢，促进胰岛素分泌，从而降低血糖。本品为治疗和预防糖尿病的必备之药，又入肝经，肝经循行入阴毛、环阴器，故又可治疗糖尿病引起的阳痿等症。

脾主运化、统血，本品入脾经，故有活血行气、通经止痛的作用，可治疗瘀血阻滞冲任、胞络，卵子不易排出之症，也可治疗子宫内膜异位症、盆腔炎性疾病、输卵管性不孕、慢性盆腔炎疼痛、月经不调、痛经、闭经、子宫肌瘤、子宫腺肌病、子宫内膜异位包块等。

现代药理学研究显示，本品还有调节免疫功能的作用，所以自身免疫性结缔组织病，如类风湿关节炎、红斑狼疮、干燥综合征、硬皮病、白塞综合征等均可使用。

二、黄连

性味归经、功能主治详见第三章"黄连–肉桂"药对。

三、配伍使用

【伍用功能】鬼箭羽苦可坚阴，寒可清热，入血分，善于清解阴分之燥热，又具有活血化瘀之效，有活血行气、通经止痛的作用。黄连大苦大寒，尤长于清中焦邪热，并能解毒，还可清泻心经实火。二药合用，有活血化瘀、清热解毒之功。

【伍用主治】消渴。用于治疗血瘀燥热型糖尿病，伴汗多心悸者，亦可用于糖尿病肾病。

【用法用量】鬼箭羽10~30g，黄连3~9g。二者用于降血糖时均可用到30g。

【使用注意】虚寒体质者慎用。

鬼箭羽　僵蚕

一、鬼箭羽

性味归经、功能主治详见第六章"鬼箭羽–黄连"药对。

二、僵蚕

性味归经、功能主治详见第二章"僵蚕–乌梅"药对。

三、配伍使用

【伍用功能】鬼箭羽苦可坚阴，寒可清热，入血分，善于清解阴分之燥热，适用于糖尿病阴虚燥热者，又具有活血化瘀之效；僵蚕咸可软坚散结，辛可发散，活血行气，入肝经，故有息风止痉、通络祛风、清热疏风、消疹止痒的作用。二药合用，有活血化瘀、祛痰散结之功。

【伍用主治】消渴。用于治疗血瘀痰凝型2型糖尿病。

【用法用量】鬼箭羽10~30g，僵蚕6~15g。

鬼箭羽　天花粉

一、鬼箭羽

性味归经、功能主治详见第六章"鬼箭羽－黄连"药对。

二、天花粉

【性味归经】甘、苦，微寒。归肺、胃经。

【功能主治】生津止渴，清热润燥，消肿排脓。

天花粉味甘可生津，味苦能降泄，入肺、胃经，有生津止渴、清热润燥之功，适用于肺热津伤，症见干咳少痰、痰中带血、口干舌燥、咽干口渴者，又可用于治疗燥热伤肺阴，症见痰黏稠不易咯出、口渴口干、咳血、舌红少苔、脉细数者，还可治鼻渊。本品能清热泻火、消肿排脓，治疮疡初起，未成脓者，可使其消散，治成脓者，可溃疮排脓。本品又可养阴生津，用于治疗消渴证，阴虚体质者。故《本草汇言》云："天花粉……退五脏郁热，如心火盛而舌干口燥，肺火盛而咽肿喉痹，脾火盛而口舌齿肿，痰火盛而咳嗽不宁。若肝火之胁胀走注，肾火之骨蒸烦热，或痈疽已溃未溃，而热毒不散，或五疸身目俱黄，而小水若淋若涩，是皆火热郁结所致，惟此剂能开郁结，降痰火，并能治之。又其性甘寒，善能治渴，从补药而治虚渴，从凉药而治火渴，从气药而治郁渴，从血药而治烦渴，乃治渴之要药也。"

三、配伍使用

【伍用功能】鬼箭羽苦可坚阴，寒可清热，入血善于清解阴分之燥热，适用于糖尿病阴虚燥热者，又具有活血化瘀之效。天花粉味甘可生津，味苦能降泄，入肺、胃经，有生津止渴、清热润燥之功，还可清热泻火、消肿排脓。二药合用，有益气养阴、活血化瘀之功。

【伍用主治】消渴。用于治疗消渴气阴两虚伴血瘀不畅者。

【用法用量】鬼箭羽10~30g，天花粉6~15g。

鬼箭羽　黄芪

一、鬼箭羽

性味归经、功能主治详见第六章"鬼箭羽－黄连"药对。

二、黄芪

性味归经、功能主治详见第五章"黄芪-益母草"药对。

三、配伍使用

【伍用功能】鬼箭羽苦可坚阴，寒可清热，入血善于清解阴分之燥热，适用于糖尿病阴虚燥热者，又具有活血化瘀之效。黄芪甘可补益，入肺经，功能益气固表，可治疗气虚卫外不固所致汗出不止，可起到止汗的作用，还有排脓止痛、利水消肿之功。二药合用，有健脾益气、活血化瘀之功。

【伍用主治】消渴。用于治疗气虚血瘀型2型糖尿病，临床症见少气懒言、舌紫暗、脉沉涩不畅。

【用法用量】鬼箭羽10~30g，生黄芪9~30g。

第四节　发热

青蒿　功劳叶

一、青蒿

【性味归经】苦、辛，寒。归肝、胆、肾经。

【功能主治】清热解暑，截疟除蒸，退黄。

青蒿苦寒可清虚热，辛可透散，善入阴分，可用于治疗温病后期余热未尽而虚热内生所引起的夜热早凉、热退无汗、阴虚发热、骨蒸劳热、日晡潮热等发热症状。

临床观察本品可用于治疗恶性肿瘤、自身免疫性疾病（如系统性红斑狼疮），以及血吸虫等疾病所致发热，多表现为热势不高，反复发作。

现代药理学研究表明，青蒿素具有快速抑制疟原虫成熟的作用，可明显抑制疟原虫无性体的生长，有直接杀死作用；对葡萄球菌、炭疽杆菌、白喉棒状杆菌有较强的抑制作用，对金黄色葡萄球菌、铜绿假单胞菌、痢疾志贺菌、结核分枝杆菌有抑制作用，同时还可抗病毒。此外，本品还有降血压、减慢心率的作用。

二、功劳叶

【性味归经】苦，凉。归肺、肝、肾经。

【功能主治】清热解毒，燥湿除蒸，止咳化痰。

功劳叶苦可燥湿、解毒，凉可清虚热，入肺、肝、肾经，可治疗邪热津伤、肺失濡养所致干咳少痰、咯之不易、痰中带血、潮热盗汗、舌红少苔、脉细数；还可清热解毒，用于治疗湿热痢疾、目赤肿痛、疗疮肿毒、风火牙痛、咽喉肿痛；也常用于肺肾阴虚，阴虚火旺之肺痨咳嗽，症见咯血、骨蒸潮热、头晕耳鸣、腰膝酸痛。此外，本品还可清实热，常用于湿热壅滞引起的黄疸、痢疾，以及湿热下注所致带下黄稠、皮肤瘙痒、湿疹等症。

三、配伍使用

【伍用功能】青蒿苦寒可清虚热，辛可透散，善入阴分，常用于温病后期，余热未尽，虚热内生者。功劳叶苦可燥湿、解毒，凉可清虚热，入肺、肝、肾经，还可清热解毒、清实热。二药合用，有清热解毒、燥湿除蒸之功。

【伍用主治】发热。常用于治疗气虚湿蕴所致绵绵低热，经久不退者。也可用于邪热津伤所致干咳少痰、痰中带血、潮热盗汗、骨蒸潮热。

【用法用量】青蒿15~30g，功劳叶10~30g。

青蒿　鳖甲

一、青蒿

性味归经、功能主治详见第六章"青蒿-功劳叶"药对。

二、鳖甲

性味归经、功能主治详见第四章"葶苈子-鳖甲"药对。

三、配伍使用

【伍用功能】青蒿苦寒可清虚热，辛可透散，善入阴分，可清热解暑、截疟除蒸、退黄。鳖甲为血肉有情之物，咸可软坚，寒能退热，入肝肾经，能滋阴潜阳、退热除蒸、软坚散结。两药合用，有化痰利湿、软坚散结、清退虚热之功。

【伍用主治】发热。用于治疗痰湿互结的肿瘤热，夜热早凉。此外，使用本药对也可治疗面部痤疮。

【出处】青蒿与鳖甲配伍出自清代名医吴鞠通的《温病条辨》，治疗温病后期，邪伏阴分证，症见夜热早凉、热退无汗、舌红少苔、脉细数。

【用法用量】青蒿6~10g，生鳖甲10~30g。用于治疗脑瘤时用量均在30g左右。

柴胡　龙胆

一、柴胡

性味归经、功能主治详见第三章"柴胡-川芎"药对。

二、龙胆

性味归经、功能主治详见第二章"龙胆-焦三仙"药对。

三、配伍使用

【伍用功能】二药合用，有清肝利胆、除湿解毒之功。

【伍用主治】发热。用于湿热内蕴型发热，临床症见口干口苦、困倦乏力、肢体酸痛、舌红苔黄腻、脉弦滑数等。

【用法用量】柴胡15~30g，龙胆10~15g。

白薇　地骨皮

一、白薇

【性味归经】苦、咸，寒。归肝、胃经。

【功能主治】清热凉血。

白薇味苦、咸，性寒，既能清实热，又能清虚热。临床上用于清虚热者居多，常配伍青蒿、银柴胡等药物；治疗肺热咳嗽时，可配伍前胡、枇杷叶等药物。

临床观察本品可用于治疗热病邪入营血所致身热经久不退，以及肺热咳嗽、阴虚内热、产后虚热等。

二、地骨皮

【性味归经】甘，寒。归肺、肝、肾经。

【功能主治】清热凉血，退虚热。

地骨皮长于退虚热，对于阴虚发热、低热不退等症尤为适宜，常配伍青蒿、鳖甲、白薇等药物。地骨皮能清泄肺热，常配伍桑白皮等。地骨皮入血分而凉血，可用于治疗吐血、衄血等症，可配伍白茅根、侧柏叶等药物。

临床观察本品可用于治疗湿热黄疸、白带异常、阴囊肿痛等病症。

三、配伍使用

【伍用功能】二药合用，有清热凉血、退虚热之功。

【伍用主治】发热。用于阴虚内热型发热，临床症见心情烦躁、手足心发热、舌红、苔薄少津、脉弦细等。

【用法用量】白薇15~30g，地骨皮10~15g。

第五节　汗证

仙鹤草　桑叶

一、仙鹤草

性味归经、功能主治详见第一章"仙鹤草－蛤蚧"药对。

二、桑叶

【性味归经】苦、甘，寒。归肺、肝经。

【功能主治】清热润燥，凉血明目。

桑叶苦寒质轻，入肺经，有疏散风热的作用，适用于风热感冒、温病初起、风热犯肺，症见恶寒发热、咽喉肿痛、咳嗽痰多、舌红苔黄、脉数；甘寒润燥，可用于燥热伤肺所致干咳少痰、痰中带血、口干咽燥等症。本品苦寒，入肝经，苦能降泄，寒能清热，有平降肝阳之功，可治疗肝阳上亢引起的头重脚轻、偏头痛、眩晕、目赤肿痛。此外，本品还可治疗肝经风热及肝火上扰引起的目赤多泪、视物昏花、头晕目眩等。

经临床观察，本品还有降血压、降血脂、降血糖的作用，可增强心肌收缩力、降低心率。

三、配伍使用

【伍用功能】仙鹤草味苦、涩，性平，入肺、脾、肝经，有清热解毒、截疟、补虚之功，且涩能收敛，故又有止血的作用。桑叶苦寒质轻，入肺经，有疏散风热的作用，入肝经，有平降肝阳之功。二药合用，有清热凉血、止血养血之功。

【伍用主治】汗证。用于治疗气阴两虚之自汗盗汗，以盗汗尤为适宜。此外，可用于治疗咳嗽，尤其是久咳、痉挛性咳嗽，亦可用于治疗咯血、衄血、崩漏下血，也可治疗疮疡肿毒、高血压等。

【经验】桑叶甘苦，性寒，入肺经，《本草从新》云："滋燥，凉血，止血。"《重庆堂随笔》云："已肝热妄行之崩漏，胎前诸病，用于肝热者尤为要药。"仙鹤草与桑叶合用，可愈热血妄行之妇科崩漏，在辨证方中加入此二味亦可用于虚寒崩漏。

【用法用量】仙鹤草30~80g，桑叶6~15g。

桂枝　白芍

一、桂枝

【性味归经】辛、甘，温。归心、肺、膀胱经。

【功能主治】发汗解表，温通经脉，通阳化气。

桂枝辛温，善祛风寒，能治风寒感冒而见发热恶寒，不论有汗、无汗都可应用。治疗风寒表实证时，配伍麻黄有相须之功，可促发汗；治疗风寒表虚证时，可配伍芍药等，有协调营卫的作用。

经临床观察，本品可用于治疗风寒表证等。

二、白芍

性味归经、功能主治详见第二章"白芍-炙甘草"药对。

三、配伍使用

【伍用功能】二药合用，有调和营卫、敛阴止汗之功。

【伍用主治】汗证。用于营卫不和型汗证，临床症见汗出恶风、周身酸楚，或见半身汗出、局部汗出，苔薄白、脉缓。

【用法用量】桂枝10~15g，白芍10~20g。

黄芪　山茱萸

一、黄芪

性味归经、功能主治详见第五章"黄芪-益母草"药对。

二、山茱萸

性味归经、功能主治详见第五章"山茱萸–金樱子"药对。

三、配伍使用

【伍用功能】二药合用，有补益肝肾、固表止汗之功。

【伍用主治】汗证。用于肺卫不固型汗证，临床症见劳累时汗出尤甚、汗出恶风、易感冒、体倦乏力、面色少华、苔薄白、脉细弱等。

【用法用量】黄芪 10~30g，山茱萸 10~20g。

第七章 肢体经络病证常用药对

第一节 痹证

油松节 夏天无

一、油松节

性味归经、功能主治详见第一章"油松节-蜂房"药对。

二、夏天无

【性味归经】苦、辛，温。归肝经。

【功能主治】活血化瘀，行气止痛，祛风除湿。

夏天无辛开、苦降、温通，有祛风除湿、活血化瘀之功，可治疗中风瘀阻经脉引起的半身不遂；可行气止痛，且入肝经，肝主筋，故又能活血舒筋通络，可用于治疗瘀血头痛、跌打损伤、风寒湿痹，症见筋脉痉挛疼痛、关节屈伸不利，腰背疼痛及坐骨神经痛等。

经临床观察发现，本品有降血压、抑制血小板聚集、预防脑血栓、增加冠状动脉血流量、调节心率的作用。

三、配伍使用

【伍用功能】油松节辛开，苦降，温通，善于祛风除湿、舒筋活络、行气活血、通利关节；夏天无味辛、苦，性温，有祛风除湿、活血化瘀、舒筋通络、行气止痛之功效，临床上常用于止痛。二药合用，有祛风通络、活血理气、祛湿通痹之效。

【伍用主治】痹证。用于治疗风湿性关节炎及类风湿关节炎，症见关节拘挛疼痛、遇寒加重，也可治疗腰背疼痛、坐骨神经痛及跌打损伤所致疼痛。

【用法用量】油松节15~30g，夏天无9~15g。

油松节 荆芥

一、油松节

性味归经、功能主治详见第一章"油松节-蜂房"药对。

二、荆芥

【性味归经】辛，微温。归肺、肝经。

【功能主治】发表散风，透疹消疮，炒炭止血。

荆芥性微温、质轻，可发表散风，且药性缓和，主要针对外感表证，无论治疗风寒感冒的荆防败毒散，还是治疗风热感冒的银翘散均含有荆芥，故无论寒热均可使用；可透疹散风、祛风止痒，治疗麻疹初起；又能祛风胜湿，治疗风邪瘀阻脉络，湿邪困阻气机之证，表现为全身酸痛、颈项强直、四肢关节游走性疼痛、面神经麻痹。此外，荆芥炭能止血，可用于治疗各种出血，如便血、吐血及崩漏下血。

三、配伍使用

【伍用功能】油松节辛开，苦降，温通，善于祛风除湿、舒筋活络、行气活血、通利关节；荆芥性微温、质轻，可发表散风，药性缓和，又有透疹散风功效，可祛风止痒。二药合用，有祛风胜湿、活血通络之功。

【伍用主治】痹证。用于治疗风寒湿邪痹阻脉络所致疼痛。此外，对于气虚体弱易患风寒者亦有预防和治疗作用。

【用法用量】油松节10~30g，荆芥6~10g。

生薏苡仁　威灵仙

一、生薏苡仁

【性味归经】甘、淡，微寒。归肺、脾、胃、肾经。

【功能主治】健脾补肺，利水渗湿，除痹排脓，散结解毒。

薏苡仁甘能健脾，淡能渗湿，对于脾虚湿浊阻滞者尤为适宜，可治疗少腹胀满、水肿、脚气浮肿、小便不利、食少便溏。本品健脾力强，脾主肌肉、四肢，故能祛湿除痹，渗肌肉、筋骨之湿邪，可治疗风湿久痹筋脉拘挛者，还可治疗暑湿和暑热夹湿所致周身疼痛。生薏苡仁长于利水渗湿、清热排脓、祛风除痹、解毒散结，可治疗肺痈（咳吐脓痰、胸痛）及肠痈。

经临床观察发现，本品有调节胃肠道功能的作用，治疗脾虚泄泻，还能减肥、抗肿瘤、降血糖、调节免疫功能。本品可治疗脂肪瘤，又因息肉多由痰湿互结而成，故还可治疗胆囊息肉、肠息肉、扁平疣、肿瘤等。

二、威灵仙

性味归经、功能主治详见第四章"郁金－威灵仙"药对。

三、配伍使用

【伍用功能】生薏苡仁甘能健脾，淡能渗湿，对于脾虚湿浊阻滞者尤为适宜，又能利水渗湿、清热排脓、祛风除痹、解毒散结。威灵仙辛可发散，咸可软坚，温可通络，本品善走而不守，宣通十二经，外可治风邪在表的皮肤瘙痒，内可化在里之湿，有消痰散结的功效。二药合用，有祛风渗湿、通经活络之功。

【伍用主治】痹证。用于治疗风、寒、湿痹阻经络引起的痹证。

【经验】此药对在临床中亦可用于治疗尿酸居高不下引起的痛风，以及梅核气、乳腺增生、脂肪瘤、胆囊息肉。

【用法用量】生薏苡仁15~30g，威灵仙9~15g。

麻黄　熟地黄

一、麻黄

性味归经、功能主治详见第一章"麻黄－生石膏"药对。

二、熟地黄

性味归经、功能主治详见第一章"麻黄－熟地黄"药对。

三、配伍使用

【伍用功能】麻黄辛可发散，其质轻扬，最善开皮肤孔窍，可开腠理、通毛孔、散风寒、发汗解表，为解肌开毛窍第一要药，还有宣肺平喘功效，入膀胱经，可宣肺降气。熟地黄甘温，入肝、肾经，最善滋补肝肾之阴，能补五脏之真阴，生精血，为补血养阴之要药，还能补血止血。二药合用，一肺一肾，金水相生，互制其短，标本兼顾，以麻黄之辛散去熟地黄之滋腻，以熟地黄之滋腻制麻黄之燥散，共奏止咳平喘、通络止痛、散结消块、益精填髓之功。

【伍用主治】痹证。用于治疗经年不愈、关节变形、疼痛难忍、遇寒加重的痹证，如类风湿关节炎、风湿性关节炎等。

【用法用量】麻黄3~9g，熟地黄15~30g。

制天南星　细辛

一、制天南星

【性味归经】苦、辛，温；有毒。归肺、肝、脾经。

【功能主治】燥湿化痰，息风止痉，消肿散结。

制天南星辛开苦降，性温，祛湿化痰作用强，主入肺、脾经，脾为生痰之源，肺为贮痰之器，故可利膈通经、燥湿化痰，善于治疗老痰、顽痰，症见痰湿壅滞胶结胸膈引起的咳嗽痰白、胶黏、不易咳出，胸膈满闷；用其燥散之性，配以寒凉之药，可化热痰，故亦可用于痰热互结之证。入肝经可息风止痉，入经络，治风、寒、湿、痰滞留经络所致中风，症见口眼歪斜、头痛眩晕、手足麻木、牙关紧闭、半身不遂，还可治疗小儿热病、急慢惊风、破伤风。外用可治疗疮痈肿毒，痈肿疼痛，跌打损伤，类风湿关节炎疼痛。

二、细辛

性味归经、功能主治详见第五章"细辛－墨旱莲"药对。

三、配伍使用

【伍用功能】制天南星辛开苦降，性温，辛香走窜，祛湿化痰作用强，上达颠顶，通利九窍，可祛风散寒、止痛力强，可利膈通经、燥湿化痰。细辛辛温发散解表，入肺经，可通鼻窍，又可温肺化饮。二药合用，有温肺化饮、散寒止痛、化痰祛湿之功。

【伍用主治】痹证。用于治疗骨恶性肿瘤或骨继发转移恶性肿瘤引起的疼痛。此药对也可治疗风寒感冒，症见头痛鼻塞、鼻渊鼻衄。

【用法用量】制天南星3~9g，细辛1~3g。用于骨癌、骨转移时，制天南星15~30g，细辛15~30g。

龙胆　七叶莲

一、龙胆

性味归经、功能主治详见第二章"龙胆－焦三仙"药对。

二、七叶莲

【性味归经】辛，微苦。归肝经。

【功能主治】祛风除湿，活血止痛。

七叶莲辛能行散，苦能燥湿，有祛风除湿、活血止痛之功，可用于治疗风湿痹痛；外敷可治疗风湿骨痛，症见关节屈伸不利、肿胀疼痛、行动不便。本品止痛效果非常理想，无论是对于骨折、扭挫伤、腰腿痛，还是尿路感染、肾结石、膀胱结石、胆结石、尿路结石、溃疡病、肠道蛔虫引起的疼痛，均有很好的疗效。药理研究显示，本品可降低血压、加强心肌收缩力，对抗组胺、乙酰胆碱引起的气管和回肠收缩，还有明显的镇静、镇痛、抗惊厥作用。

三、配伍使用

【伍用功能】二药合用，有利水祛湿、通络止痛之功。

【伍用主治】痹证。用于治疗湿热痹阻经络引起的关节疼痛，以及关节腔积液导致的关节肿胀疼痛。此外，本药对也可治疗尿路感染、肾结石、膀胱结石、胆结石、溃疡病等引起的疼痛。

【用法用量】龙胆15~30g，七叶莲6~15g。

龙胆　生地黄

一、龙胆

性味归经、功能主治详见第二章"龙胆–焦三仙"药对。

二、生地黄

性味归经、功能主治详见第三章"生地黄–肉桂"药对。

三、配伍使用

【伍用功能】龙胆苦能燥湿、降泄，寒能清热，入肝胆经，可泻肝胆湿热郁火，祛下焦湿热，也有健脾养胃之功。生地黄味厚气薄，善清营血之热，为清热凉血止血之要药，又善养阴生津，还可治疗风湿性关节炎。二药合用，有清热利湿、养血补肾、滋阴通络之功。

【伍用主治】痹证。用于关节腔积液反复发作、经年不愈，亦可用于肝胆实火导致阴血亏损，肝肾亏虚，筋脉失养，复加利水伤阴的关节肿胀疼痛。

【用法用量】龙胆6~15g，生地黄9~15g。

怀牛膝　威灵仙

一、怀牛膝

性味归经、功能主治详见第五章"金钱草-怀牛膝"药对。

二、威灵仙

性味归经、功能主治详见第四章"郁金-威灵仙"药对。

三、配伍使用

【伍用功能】怀牛膝苦可降泄，甘可补益，入肝、肾经，能够活血通经、祛瘀止痛、引血下行，还可导热下泄，用以治上炎之火，又有补肝肾、强筋骨之功。威灵仙辛可发散，咸可软坚，温可通络，善走而不守，宣通十二经，外可治风邪在表的皮肤瘙痒，内可化在里之湿，有消痰散结、祛风除湿、通络止痛的功效，还可消骨鲠。二药合用，有活血通络、散寒祛湿、通络止痛、补肾强骨、消磨骨刺的作用。

【伍用主治】痹证。用于治疗寒湿阻络、肾亏寒凝之关节疼痛，尤以下半身之痹痛、脚后跟疼痛为宜，对骨质增生亦有显效。

【用法用量】怀牛膝9~15g，威灵仙9~15g。

葛根　制附子

一、葛根

性味归经、功能主治详见第三章"羌活-葛根"药对。

二、制附子

性味归经、功能主治详见第四章"制附子-芒硝"药对。

三、配伍使用

【伍用功能】二药合用，有祛风散寒除湿、温经通络止痛之功。

【伍用主治】痹证。用于治疗寒凝气滞引起的项背强直，如肩关节周围炎、强直性脊柱炎等。

【用法用量】葛根6~15g，制附子6~15g。

葛根　鸡血藤

一、葛根

性味归经、功能主治详见第三章"羌活－葛根"药对。

二、鸡血藤

【性味归经】苦、甘，温。归肝、肾经。

【功能主治】活血补血，通经止痛，舒筋活络。

鸡血藤甘能补益，温能通经，入肝经，有活血舒筋、补血调经之功，可治月经不调，无论血虚造成的不荣则痛，还是血瘀造成的不通则痛，皆可应用。例如经行腹痛、闭经、子宫内膜异位症，其病因血瘀、体虚所致，故可用本品治疗。

【经验】临床中常用本品治疗老年人血管硬化、腰背神经痛，以及血管痉挛性头痛，症见头痛剧烈，尤其以两侧太阳穴及枕部为重，同时有眼球胀痛、视物不清、恶心欲吐、嗜睡、舌紫暗、脉弦涩。大剂量用本品60~100g可以治疗阴血亏虚引起的肠燥便秘，对于便秘兼有筋骨麻木、风湿痹痛者，以及老年、女性患者效果更佳。治疗面神经麻痹，因该病由外感风邪，内夹痰瘀，经络痹阻，"治风先治血，血行风自灭"，故予鸡血藤以养血活血、舒筋通络。还可治重症肌无力，本病属中医学痿证范畴，治疗以健脾、补气、升阳为法，多在补中益气的基础上，重用鸡血藤活血化瘀，从而促进经络气血贯通、促进神经肌肉的传递功能。

三、配伍使用

【伍用功能】葛根辛凉解表，清扬升散，入肺经，可以发汗解表、解肌退热、透疹、生津止泻、通经活络。鸡血藤甘能补益，温能通经，入肝经，有活血舒筋、补血调经作用。二药合用，有解肌通络、舒筋活血之功。

【伍用主治】痹证。无论外感、津亏、血瘀、湿浊引起的颈项挛急不适均可使用，尤适用于颈椎病、强直性脊柱炎等，以及项背强直而见血瘀证明显者。

【用法用量】葛根6~15g，鸡血藤9~30g。

姜黄　鸡血藤

一、姜黄

【性味归经】辛、苦，温。归肝、脾经。

【功能主治】活血行气，通经止痛。

姜黄辛散苦泄温通，入肝、脾经，入血走气，功善破血行气、通经止痛，还可疏散风、寒、湿邪，治疗瘀血停滞，气滞血瘀引起的胸胁胀痛、心腹痞满胀痛、癥瘕，女子血瘀经闭、痛经、少腹疼痛、产后瘀停腹痛，以及跌打损伤、风湿痹痛、肩臂痛、疮疡肿毒、皮癣痛痒。

现代药理研究显示，本品所含姜黄素和挥发油有很强的杀菌抗炎作用，可治疗肠炎、胃炎、肝炎等症；所含姜黄醇，能够加快人体内甘油三酯和胆固醇等物质的代谢、促进血液循环，可预防高血压、高脂血症，保护心血管功能。本品还可增强人体抗凝血功能、提高血小板活性、预防血栓生成，治疗各种癌症有一定的疗效。

二、鸡血藤

性味归经、功能主治详见第七章"葛根–鸡血藤"药对。

三、配伍使用

【伍用功能】姜黄辛散苦泄温通，入肝、脾经，入血走气，功善破血行气、通经止痛，还可疏散风、寒、湿邪。鸡血藤甘能补益，温能通经，入肝经，有活血舒筋、补血调经之功。二药合用，有散寒通经、活血祛湿、舒筋养血之功。

【伍用主治】痹证。用于治疗寒湿凝滞，血瘀阻络，筋脉失养所致"五十肩"（相当于西医学肩关节周围炎）。此外，本药对亦可用治老年人血管硬化、腰背神经痛、血管痉挛性头痛、跌打损伤，以及血瘀所致女子闭经、痛经。

【用法用量】姜黄6~15g，鸡血藤9~30g。

麻黄　细辛

一、麻黄

性味归经、功能主治详见第一章"麻黄–生石膏"药对。

二、细辛

性味归经、功能主治详见第五章"细辛–墨旱莲"药对。

三、配伍使用

【伍用功能】麻黄辛可发散，其质轻扬，最善开皮肤孔窍，可以开腠理、通毛孔、散风寒以发汗解表，为解肌开毛窍第一要药，还有宣肺平喘、利水消肿功效。

细辛辛温，入肺经，可祛风行水、通窍止痛、温肺化饮，亦可祛风散寒，止痛力强。二药合用，有温通经络、胜湿散寒之功，行于外则能解表散寒、活络止痛，行于内则能温肺化饮、通利肺气。

【伍用主治】痹证。用于治疗风寒湿痹，阴寒凝滞诸症，无论表里虚实皆可应用。此外，在临床中亦可用于治疗风寒感冒、头痛、颜面水肿、寒痰喘嗽。

【用法用量】麻黄 3~9g，细辛 1~3g。

第二节　震颤

天麻　钩藤

一、天麻

性味归经、功能主治详见第三章"天麻–钩藤"药对。

二、钩藤

性味归经、功能主治详见第三章"天麻–钩藤"药对。

三、配伍使用

【伍用功能】天麻味甘，性微温，入肝经，具有息肝风、定惊搐的作用，为治疗肝风内动的要药。钩藤味甘，性温，亦具有息风镇痉的作用。二药合用，有平抑肝阳、息风止痉之功。

【伍用主治】震颤。用于治疗肝风内动型震颤，临床症见眩晕头胀、急躁易怒、面红、头摇肢颤、舌红苔薄白、脉弦紧等。

【用法用量】天麻 15~30g，钩藤 15~30g。

熟地黄　鳖甲

一、熟地黄

性味归经、功能主治详见第一章"麻黄–熟地黄"药对。

二、鳖甲

性味归经、功能主治详见第四章"葶苈子–鳖甲"药对。

三、配伍使用

【伍用功能】二药合用，有滋阴潜阳、镇惊安神之功。

【伍用主治】震颤。用于治疗肾精亏虚型震颤，临床症见头晕耳鸣、记忆力下降、健忘、言语失序、舌淡苔薄白、脉沉细等。

【用法用量】熟地黄30~100g，鳖甲15~30g。

僵蚕　全蝎

一、僵蚕

性味归经、功能主治详见第二章"僵蚕–乌梅"药对。

二、全蝎

性味归经、功能主治详见第二章"鸡内金–全蝎"药对。

三、配伍使用

【伍用功能】二药合用，有化痰息风、解痉止颤之功。

【伍用主治】震颤。用于治疗痰火扰动型震颤，临床症见震颤、咳吐黄痰、口苦、舌红苔厚腻、脉弦滑等。

【用法用量】僵蚕10~15g，全蝎3~6g。

第三节　痉病

白芷　石斛

一、白芷

性味归经、功能主治详见第三章"白芷–羌活"药对。

二、石斛

【性味归经】甘，微寒。归胃、肺、肾经。

【功能主治】清热滋阴，益胃生津。

石斛甘可补益，寒能清热，归肺、胃、肾经，可益胃生津，治疗胃脘胀痛、口干烦渴、便秘、牙龈肿痛、口舌生疮等；还可以滋肾阴兼降虚火，适用于肾阴亏虚导致的目暗不明、筋骨痿软，以及阴虚火旺所致骨蒸劳热等症。

临床观察本品有较好的利胆作用，可滋养肝阴，为治疗各种肝胆病的要药，可治疗肝炎、胆囊炎、胆结石等肝胆病。本品对肺癌、卵巢癌和白血病等恶性肿瘤均有一定的治疗作用，还可减轻放、化疗的副作用，增强机体免疫功能，提高患者生存质量，延长患者生存时间。本品可扩张血管、抗凝血，有滋养明目功效，对防治老年白内障、保护小儿视力有一定效果。本品还可促进胃肠道功能，促进胃液的分泌，治疗消化不良、慢性萎缩性胃炎等病症，对幽门螺杆菌亦有抑制作用。

三、配伍使用

【伍用功能】白芷辛可发散，温能通经，可祛风解表、散寒，有祛湿、通鼻窍的作用，为治鼻渊的要药，还可托痈排脓、解蛇毒、燥湿止带。石斛甘可补益，寒能清热，归肺、胃、肾经，可益胃生津、滋肾阴，兼降虚火。二药合用，有除湿散寒、祛风止痛、滋补肝肾之功。

【伍用主治】痉病。用于治疗肝肾亏虚，寒湿阻络，筋脉失养者，临床症见腰膝酸软疼痛、关节活动不利、筋脉拘挛。

【用法用量】白芷6~15g，石斛6~15g。

葛根　白芍

一、葛根

性味归经、功能主治详见第三章"羌活–葛根"药对。

二、白芍

性味归经、功能主治详见第二章"白芍–炙甘草"药对。

三、配伍使用

【伍用功能】二药合用，有养阴生津、平肝止痉之功。

【伍用主治】痉病。用于阴血亏虚型痉病，临床症见四肢抽搐、头目眩晕、神疲气短、自汗、舌红苔薄白、脉细弱等。

【用法用量】葛根15~30g，白芍10~20g。

蝉蜕　僵蚕

一、蝉蜕

性味归经、功能主治详见第三章"蝉蜕－莲子心"药对。

二、僵蚕

性味归经、功能主治详见第二章"僵蚕－乌梅"药对。

三、配伍使用

【伍用功能】二药合用，有息风化痰、平肝解痉之功。

【伍用主治】痉病。用于邪壅经络型痉病，临床症见恶寒发热、头痛、项背强直、肢体酸重、舌淡苔白腻、脉浮紧等。

【用法用量】蝉蜕10~15g，僵蚕10~20g。

全蝎　蜈蚣

一、全蝎

性味归经、功能主治详见第二章"鸡内金－全蝎"药对。

二、蜈蚣

性味归经、功能主治详见第一章"夏枯草－蜈蚣"药对。

三、配伍使用

【伍用功能】二药合用，有温阳通络、息风解痉之功。

【伍用主治】痉病。用于心营热盛型痉病，临床症见高热烦躁、神昏谵语、牙关紧闭、项背强直、手足痉挛、舌红苔黄腻、脉弦数等。

【用法用量】全蝎3~9g，蜈蚣1~2条。

第四节　痿证

白芷　玉竹

一、白芷

性味归经、功能主治详见第三章"白芷－羌活"药对。

二、玉竹

【性味归经】甘，微寒。归肺、胃经。

【功能主治】养阴润燥，生津止渴。

玉竹味甘可补阴，微寒能清热，入肺、胃经，可滋阴润燥、生津止渴，有滋肺胃之阴、清虚热的作用，可治疗肺胃阴伤所致咳嗽、咽干口渴、干咳少痰、痰中带血，以及内热消渴、阴虚燥热、食欲不振之证。

现代药理研究显示，本品含有维生素A，能够改善皮肤粗糙状态，使皮肤变得柔软，还有降血糖、保护心血管的功效。

三、配伍使用

【伍用功能】白芷辛可发散，温能通经，可祛风解表、散寒，有祛湿、通鼻窍作用，还有托痈排脓、解蛇毒、燥湿止带之功。玉竹味甘可补阴，微寒能清热，入肺、胃经，可滋阴润燥、生津止渴。白芷味辛、质润，为阳明引经之药，能长肌肤、利血脉；玉竹甘平，补而不壅，能补中气、益心肺。二药合用，有益阴长阳、养阴润肺之功。

【伍用主治】痿证。用于治疗"枯痿"或"湿痿"。

【用法用量】白芷9~15g，玉竹9~15g。

生龟甲　怀牛膝

一、生龟甲

性味归经、功能主治详见第三章"桑寄生–生龟甲"药对。

二、怀牛膝

性味归经、功能主治详见第五章"金钱草–怀牛膝"药对。

三、配伍使用

【伍用功能】二药合用，有补肝益肾、强健筋骨之功。

【伍用主治】痿证。用于肝肾亏虚型痿证，临床症见肢体软弱无力、肌肉萎缩、腰膝酸软、舌红苔薄、脉弦细。

【用法用量】生龟甲15~30g，牛膝15~30g。

续断　狗脊

一、续断

【性味归经】苦、辛，微温。归肝、肾经。

【功能主治】补益肝肾，强筋健骨，止血安胎，疗伤续折，调血脉。

《本草汇言》中记载，续断为"补续血脉之要药，所断之血脉非此不续，所伤筋骨非此不养，所滞关节非此不利，所损胎孕非此不安，有补伤生血之效，补而不滞，行而不泄，故女科、外科多用此药"。本品甘温能补，苦辛散湿，能补肝肾、强筋骨，治疗肝肾不足，下元虚冷之阳痿不举、遗精早泄、遗尿尿频、腰背酸痛、寒湿痹痛、足膝酸软无力等症，久服益气力。本品有补益肝肾、调理冲任、止血安胎之功，可用于肝肾不足之胎动不安、崩漏下血、带下。本品又可续筋接骨、疗伤止痛，可治跌打损伤、筋伤骨折、痈疽疮肿。

现代药理学研究显示，本品具有促进骨损伤愈合、抗骨质疏松、松弛子宫平滑肌、提高记忆力、降脂、提高免疫功能、抗炎等作用。

二、狗脊

【性味归经】苦、甘，温。归肝、肾经。

【功能主治】补肝肾，强筋骨，祛风湿。

狗脊味甘、苦，性温，具有补肝肾、强筋骨的功效，临床上用于治疗腰膝酸痛，常配伍菟丝子、牛膝、杜仲等药物。

经临床观察发现，本品可用于治疗肝肾不足所致腰膝酸痛、足软无力等病症。

三、配伍使用

【伍用功能】二药合用，有温补肝肾、强健筋骨之功。

【伍用主治】痿证。用于肝肾亏虚型痿证，临床症见肢体软弱无力、肌肉萎缩、腰膝酸软、畏寒肢冷、舌淡苔白、脉弦等。

【用法用量】续断15~30g，狗脊15~30g。

第五节　腰痛

续断　鸡血藤

一、续断

性味归经、功能主治详见第七章"续断-狗脊"药对。

二、鸡血藤

性味归经、功能主治详见第七章"葛根–鸡血藤"药对。

三、配伍使用

【伍用功能】续断甘温能补，苦辛散湿，功能补肝肾、强筋骨、调理冲任、止血安胎、疗伤续折。鸡血藤甘能补益，温能通经，入肝经，有活血舒筋、补血调经的作用。二药合用，有滋补肝肾、养血舒筋、活血止痛之功。

【伍用主治】腰痛。用于治疗肝肾不足，寒湿阻络所致腰椎间盘突出症。此外，本药对也可治疗血管痉挛性头痛、痛经、闭经、寒湿痹痛、跌打损伤、骨折、瘀血水肿等病症。

【用法用量】续断9~15g，鸡血藤9~30g。

狗脊 怀牛膝

一、狗脊

性味归经、功能主治详见第七章"续断–狗脊"药对。

二、怀牛膝

性味归经、功能主治详见第五章"金钱草–怀牛膝"药对。

三、配伍使用

【伍用功能】二药合用，有补益肝肾、通络止痛之功。

【伍用主治】腰痛。用于寒湿腰痛，临床症见腰部冷痛、遇寒加重、得热痛减，舌淡、苔白腻，脉弦。

【用法用量】狗脊15~30g，怀牛膝15~30g。

杜仲 桑寄生

一、杜仲

【性味归经】甘，温。归肝、肾经。

【功能主治】补肝肾，强筋骨，安胎。

杜仲味甘，性温，具有补肝肾、强筋骨的功效，肝主筋，肾主骨，肾充则骨强，肝充则筋健。本品常用于治疗肝肾不足之腰膝酸痛、乏力、眩晕、阳痿、小便频数等症，临床常配伍续断、狗脊、补骨脂、胡桃等药物。

二、桑寄生

性味归经、功能主治详见第三章"桑寄生－生龟甲"药对。

三、配伍使用

【伍用功能】二药合用，有补肝益肾、祛湿止痛之功。

【伍用主治】腰痛。用于肾虚腰痛，临床症见腰痛酸软、腿膝无力、遇劳加重、休息后减轻，舌淡苔白，脉弦。

【用法用量】杜仲15~30g，桑寄生15~30g。

第八章　肿瘤常用药对

第一节　肺癌

仙鹤草　油松节

一、仙鹤草

性味归经、功能主治详见第一章"仙鹤草–蛤蚧"药对。

二、油松节

性味归经、功能主治详见第一章"油松节–蜂房"药对。

三、配伍使用

【伍用功能】仙鹤草苦可降泄，寒能清热，可补虚固本、扶正祛邪、散结，抗肿瘤，减少放化疗的毒副作用，广泛应用于各种肿瘤及其他重大疑难病症。

【伍用主治】肺癌。用于治疗肺癌引起的咳血。可用于治疗体虚免疫功能低下造成的血液病，如贫血、血小板减少性紫癜；也适用于年老体虚及多种慢性病。

【用法用量】仙鹤草30~150g，油松节30~50g。

石见穿　泽漆

一、石见穿

【性味归经】苦、辛，平。归肝、胃经。

【功能主治】清热祛湿，活血化瘀，消肿散结。

石见穿苦能泄燥，辛能燥湿，有清热燥湿、解毒之功，入肝经，可治疗急、慢性肝炎，以及黄疸、乳痈、疮痈肿毒、噎膈、赤白带下、热毒血痢；可活血化瘀，治疗跌打损伤、风湿痹痛；可消肿散结，治疗各种肿瘤。

临床观察本品可治疗乳腺增生、输卵管性不孕、子宫内膜异位症、子宫肌瘤、萎缩性胃炎、肠化生、胃癌等疾病。

二、泽漆

【性味归经】辛、苦，凉；有毒。归肺、大肠、小肠、脾经。

【功能主治】行水散结，化痰消肿，杀虫解毒。

泽漆辛能发散，苦能降泄、燥湿，为行水消肿之佳品，常用于遍身浮肿、腹水胀满、气急喘咳、四肢无力、小便不利或小便色赤如血的水肿患者；入大肠经，有解毒杀虫作用，可治疗痢疾；亦可化痰散结，用于瘰疬、痰核、癌症。

经临床观察，本品可治疗肺源性心脏病、急性细菌性痢疾、脚气浮肿，鲜品可用于神经性皮炎。

三、配伍使用

【伍用功能】二药合用，有清热解毒、消瘤散结、行水化痰、止咳、抗癌之功。

【伍用主治】肺癌。用于治疗肺癌早、中、晚诸期，尤对患肺癌伴其他癌瘤及胸腔积液者效果显著，亦适用于临床上年老体弱及不愿意进行胸腔积液穿刺的患者。

【出处】石见穿、泽漆伍用，出自《金匮要略·肺痿肺痈咳嗽上气病脉证治》第七篇中的泽漆汤。泽漆汤之主药紫参即是石见穿，可入血分而消肿散结，打破肺癌的阴实。泽漆可行水化痰。两药合用，紫参打破肺癌的阴实，泽漆恢复津液之分布，故能够消水肿治疗胸腔积液。

【用法用量】石见穿15~30g，泽漆10~15g。泽漆有毒性应适量使用。在辨证的基础上治疗癌症时可将二药用到30g以上。

白花蛇舌草　山慈菇

一、白花蛇舌草

性味归经、功能主治详见第一章"鱼腥草–白花蛇舌草"药对。

二、山慈菇

【性味归经】甘、微辛，微寒；小毒。归肝、脾经。

【功能主治】清热解毒，化痰散结。

山慈菇辛能散结，寒能清热，入肝、脾经，可清热解毒、化痰散结，治疗痈疽疔肿、瘰疬、咽喉肿痛、恶疮黄疸。《本草新编》云："可治怪病。大约怪病多起于痰，山慈菇正消痰之圣药，治痰而怪病自可除也。或疑山慈菇非消痰之药，乃散毒之药也，不知毒之未成者为痰，而痰已结成者为毒，是痰与毒正未可二视之也。"据报道，山慈菇可治疗癌症，如乳腺癌、恶性淋巴瘤、甲状腺癌、皮肤癌、宫颈癌、鼻咽癌、食管癌、白血病、胃癌等。

【经验】临床中亦常用本品治疗痛风和肾结石，二者多因尿酸过高所致，为异病同治。

三、配伍使用

【伍用功能】白花蛇舌草可清热解毒、散结消肿、利湿通淋。山慈菇，甘可解毒，辛能散结，寒能清热，入肝、脾经，可清热解毒、化痰散结。二药合用，有清热解毒、抗癌消瘤之功。

【伍用主治】肺癌。用于治疗各种类型的恶性肿瘤，尤以肺癌疗效显著。

【用法用量】白花蛇舌草15~30g，山慈菇3~9g。山慈菇有小毒，应注意用量。

瓜蒌　浙贝母

一、瓜蒌

性味归经、功能主治详见第三章"瓜蒌–青礞石"药对。

二、浙贝母

性味归经、功能主治详见第一章"浙贝母–生半夏"药对。

三、配伍使用

【伍用功能】二药合用，有清热化痰、软坚散结之功。

【伍用主治】肺癌。用于热毒伤阴型肺癌，临床症见咳嗽、咳脓痰、口干、大便干、舌红苔薄、脉数等症。

【用法用量】瓜蒌10~15g，浙贝母10~15g。

生半夏　鱼腥草

一、生半夏

性味归经、功能主治详见第一章"浙贝母–生半夏"药对。

二、鱼腥草

性味归经、功能主治详见第一章"鱼腥草-白花蛇舌草"药对。

三、配伍使用

【伍用功能】二药合用，有清热解毒、化痰散结之功。

【伍用主治】肺癌。用于痰湿壅盛型肺癌，临床症见咳嗽、咳痰量多、咳黏痰或黄脓痰，舌红、苔白腻，脉弦滑。

【用法用量】生半夏15~30g，鱼腥草15~30g。

第二节　胃癌

仙鹤草　香茶菜

一、仙鹤草

性味归经、功能主治详见第一章"仙鹤草-蛤蚧"药对。

二、香茶菜

【性味归经】苦、辛，凉。归肝、胃、肾经。

【功能主治】清热祛湿，活血化瘀，解毒消肿。

香茶菜味苦、辛，入肝、胃、肾经，可清热祛湿、活血化瘀，治疗胃炎、萎缩性胃炎伴肠化生、胃癌、黄疸型肝炎、肝硬化，亦可治疗淋证、水肿、关节痹痛、跌打损伤；还可解毒消肿，用于治疗疮疡肿痛、乳痈、发背已溃、痔疮、毒蛇咬伤等。

三、配伍使用

【伍用功能】仙鹤草苦能解毒，可用于治疗疟疾寒热、疮痈肿毒，有杀虫止痒、补脾虚、止血的功效。香茶菜味苦、辛，入肝、胃、肾经，有清热祛湿、活血化瘀、解毒消肿的作用。二药合用，有清热解毒、消癌散结、健脾和胃之功。

【伍用主治】胃癌。多用于慢性萎缩性胃炎伴肠化生，也可用于治疗幽门螺杆菌感染。

【经验】此药对在临床中常被用于肠化生的治疗，修复胃黏膜。香茶菜多用于慢性萎缩性胃炎伴肠化生兼有湿热内蕴者。

【用法用量】仙鹤草9~15g，香茶菜9~15g。用于治疗慢性萎缩性胃炎伴肠化生，兼湿热内蕴时，仙鹤草、香茶菜的用量可达30g。

水蛭　皂角刺

一、水蛭

性味归经、功能主治详见第五章"白芷-水蛭"药对。

二、皂角刺

【性味归经】辛，温。归肝、胃经。

【功能主治】消肿行气，排脓杀虫。

皂角刺辛可散结，温能通经，入肝、胃经，入血分可活血化瘀，入气分能行气，可温通经络、活血行气，治乳痈、乳腺增生、闭经、胞衣不下，亦常用于乳汁不通，有催乳作用；且有消肿排脓的功效，可治疮疡肿毒；具软坚散结之功，可治软腭乳头状癌、鼻咽癌、胃癌；还可消风杀虫，治疗疥癣、顽癣。

三、配伍使用

【伍用功能】水蛭咸可软坚，苦能降泄，既入肝经，又入血分，具有破血通经之功，其力峻猛；皂角刺，辛可散结，温能通经，入肝、胃经，入血分可活血化瘀，入气分能行气，可温通经络，活血行气。两药合用，既可入血分活血，又可入气分行气，有活血通经、软坚散结之功。

【伍用主治】胃癌。用于治疗脾肾阳虚，瘀血内阻之胃癌，亦可用于其他多种肿瘤、结节、息肉等。

【用法用量】水蛭2~6g，多用粉剂1~3g冲服；皂角刺6~15g，用于治疗结节、肿瘤、息肉，血瘀寒湿证严重者，需50g左右。

白花蛇舌草　烫刺猬皮

一、白花蛇舌草

性味归经、功能主治详见第一章"鱼腥草-白花蛇舌草"药对。

二、烫刺猬皮

【性味归经】苦，平。归胃、大肠经。

【功能主治】行气止痛，化痰止血，固精缩尿。

烫刺猬皮味苦，性平，具有行气止痛的功效，可用于治疗肝胃不和所致胃脘疼痛，可单用本品一味，焙干，研末，每次吞服一钱，每天2次；也可配伍白术、白芍、香附、香橼皮等药物。

三、配伍使用

【伍用功能】二药合用，有清热解毒、化痰散结之功。

【伍用主治】胃癌。胃热炽盛型胃癌，临床症见胃脘部嘈杂不适、咽干口燥、纳食不香、大便干、舌红苔黄、脉弦细等。

【用法用量】白花蛇舌草15~30g，烫刺猬皮10~15g。

第三节　肝癌

生半夏　郁金

一、生半夏

性味归经、功能主治详见第一章"浙贝母–生半夏"药对。

二、郁金

性味归经、功能主治详见第二章"香附–郁金"药对。

三、配伍使用

【伍用功能】生半夏功可燥湿化痰、降逆止呕、消癥散结；郁金长于强肺解郁、护肝养肝，有保护肝细胞、促进肝细胞再生的作用。两药合用，有抗癌消瘤、解毒散结之功。

【伍用主治】肝癌。可用于治疗痰湿瘀阻型肝癌，也可治疗肝郁不舒、两胁胀痛，以及慢性肝炎和肝硬化引起的肝区疼痛。此外，本药对亦可治疗咳嗽气喘、癫狂痫、梅核气、胆囊炎、胆结石、甲状腺结节、囊肿、乳腺癌等疾病。

【经验】生半夏有毒，长期过量应用对肝脏有损伤，而郁金对肝脏有保护作用，可修复肝细胞，对生半夏有佐制作用，故临床中常将二者配伍应用。

【用法用量】生半夏3~9g，郁金6~15g。治疗肿瘤时，生半夏15~30g，郁金15~30g。

三棱　莪术

一、三棱

【性味归经】辛、苦，平。归肝、脾经。

【功能主治】破血行气，消积止痛。

三棱辛可散结，苦能降泄，入肝、脾经，入血分，可破血行气、消积止痛，为气血兼治之品，可治疗气滞血瘀所致癥瘕痞块、食积不化、脘腹疼痛、产后腹痛、痛经、闭经、心腹疼痛，可用于治疗肝癌、胃癌、食管癌、骨肉瘤、皮肤癌等属于气滞血瘀者，也可治疗跌打损伤、疮肿坚硬等。

二、莪术

【性味归经】辛、苦，温。归肝、脾经。

【功能主治】破血行气，消积止痛。

莪术辛可散结，苦能降泄，入肝、脾经，入血分，可破血行气，入气分，能行气止痛，治疗气滞血瘀引起的月经不调、痛经、闭经、腹痛、癥瘕积聚、胸痹心痛。本品有健脾和胃的作用，用于脾胃虚寒，饮食停滞于胃导致的脘腹疼痛。

临床观察常用于肝癌、胃癌、膀胱癌、宫颈癌等癌症属于气滞血瘀者。

三、配伍使用

【伍用功能】三棱辛可散结，苦能降泄，入肝、脾经，可破血行气、消积止痛，为气血兼治之品。莪术，辛可散结，苦能降泄，入肝、脾经，入血分有破血行气，入气分能行气止痛。二者合用，有活血化瘀、化积散结之功。

【伍用主治】肝癌。用于治疗瘀血阻滞型肝癌，也可治疗肝硬化、癥瘕痞块、肝腹水、经闭痛经、结节息肉、跌打损伤等有明显血瘀证表现者。

【用法用量】三棱6~15g，莪术6~15g。治疗血瘀证严重者，可用到30g。

夏枯草　生半夏

一、夏枯草

性味归经、功能主治详见第一章"夏枯草–蜈蚣"药对。

二、生半夏

性味归经、功能主治详见第一章"浙贝母–生半夏"药对。

三、配伍使用

【伍用功能】二药合用，有清肝泻火、化痰散结之功。

【伍用主治】肝癌。用于肝气郁结型肝癌，临床症见右胁部胀痛、胸闷不舒、喜叹息、舌苔白腻、脉弦等。

【用法用量】夏枯草15~30g，生半夏10~15g。

丹参　鳖甲

一、丹参

性味归经、功能主治详见第三章"桑寄生–丹参"药对。

二、鳖甲

性味归经、功能主治详见第四章"葶苈子–鳖甲"药对。

三、配伍使用

【伍用功能】二药合用，有活血祛瘀、软坚散结之功。

【伍用主治】肝癌。用于瘀血阻滞型肝癌，临床症见右胁部疼痛剧烈、夜间痛甚、腹部胀大、舌暗苔白、脉弦涩等。

【用法用量】丹参15~30g，醋鳖甲15~30g。

第四节　肠癌

仙鹤草　半枝莲

一、仙鹤草

性味归经、功能主治详见第一章"仙鹤草–蛤蚧"药对。

二、半枝莲

【性味归经】辛，凉。归肺、肝、肾经。

【功能主治】清热解毒，利尿消肿。

半枝莲味辛，性寒，具有解毒消肿的作用，可用于治疗痈肿疮疡，可用于治疗胃肠道肿瘤，常配伍白花蛇舌草、石见穿、预知子、半边莲等。

临床观察本品用于治疗胃肠道癌症、肺癌等病症。

三、配伍使用

【伍用功能】二药合用，有凉血止血、解毒散结之功。

【伍用主治】肠癌。可用于脾肾两虚型肠癌，临床症见大便带血、少气无力、舌淡胖、苔白腻、脉弦等。

【用法用量】仙鹤草30~100g，半枝莲10~15g。

生薏苡仁　败酱草

一、生薏苡仁

性味归经、功能主治详见第七章"生薏苡仁–威灵仙"药对。

二、败酱草

性味归经、功能主治详见第一章"败酱草–鲜竹沥"药对。

三、配伍使用

【伍用功能】二药合用，有清热利湿、解毒散结之功。

【伍用主治】肠癌。用于瘀毒内阻型肠癌，临床症见大便带血、里急后重、烦热口渴、舌暗、苔腻略黄、脉弦数等。

【用法用量】生薏苡仁30~100g，败酱草15~30g。

第五节　肾癌

郁金　莪术

一、郁金

性味归经、功能主治详见第二章"香附–郁金"药对。

二、莪术

性味归经、功能主治详见第八章"三棱–莪术"药对。

三、配伍使用

【伍用功能】二药合用，有行气通络、祛瘀消癥之功。

【伍用主治】肾癌。用于气血郁结型肾癌，临床症见腰痛、尿血、面色无华、食欲不振、舌边尖有瘀点、苔薄白、脉弦涩等。

【用法用量】郁金10~15g，莪术10~15g。

黄柏　鳖甲

一、黄柏

性味归经、功能主治详见第一章"知母–黄柏"药对。

二、鳖甲

性味归经、功能主治详见第四章"葶苈子–鳖甲"药对。

三、配伍使用

【伍用功能】二药合用，有滋阴清热、解毒散结之功。

【伍用主治】肾癌。用于湿热毒聚型肾癌，临床症见腰痛、尿血、发热、恶心呕吐、纳差、舌暗红、苔黄白、脉滑数等症。

【用法用量】黄柏10~15g，鳖甲15~30g。

第六节　瘿瘤

夏枯草　生半夏

一、夏枯草

性味归经、功能主治详见第一章"夏枯草–蜈蚣"药对。

二、生半夏

性味归经、功能主治详见第一章"浙贝母–生半夏"药对。

三、配伍使用

【伍用功能】夏枯草苦可降泄，寒可清热，入肝经，常用于清肝泻火、明目，亦可散结消肿。夏枯草得至阳之气而长，可清肝散结；半夏得至阴之气而生，长于燥湿化痰、降逆止呕、消痞散结。二药合用，有调和阴阳、消痞散结之功。

【伍用主治】瘿瘤。可疗瘿瘤、瘰疬、痰核，也可治疗阴阳失调之不寐。

【用法用量】夏枯草6~15g，生半夏3~9g。

夏枯草　浙贝母

一、夏枯草

性味归经、功能主治详见第一章"夏枯草－蜈蚣"药对。

二、浙贝母

性味归经、功能主治详见第一章"浙贝母－生半夏"药对。

三、配伍使用

【伍用功能】二药合用，有清热化痰、软坚散结之功。

【伍用主治】瘿瘤。用于治疗肝火旺盛型瘿瘤，临床症见急躁易怒、胸闷胁胀、舌红苔黄、脉细数等。

【用法用量】夏枯草15~30g，浙贝母15~30g。

第七节　噎膈

山慈菇　玄参

一、山慈菇

性味归经、功能主治详见第八章"白花蛇舌草－山慈菇"药对。

二、玄参

【性味归经】苦、咸，寒。归脾、胃、肾经。

【功能主治】清热滋阴，泻火解毒。

玄参味苦、咸，性寒，具有清热滋阴、解毒散结的作用，可用于治疗咽喉肿痛，为喉科常用之品。治疗瘰疬结核时，可配伍贝母、牡蛎等药物。

经临床观察，本品可用于治疗咽喉肿痛、目赤、瘰疬结核等病症。

三、配伍使用

【伍用功能】二药合用，有清热泻火、解毒散结之功。

【伍用主治】噎膈。用于阴虚热毒型噎膈，临床症见口干咽燥、五心烦热、大便秘结、舌红苔少、脉细数等。

【用法用量】山慈菇10~15g，玄参10~15g。

浙贝母　生半夏

一、浙贝母

性味归经、功能主治详见第一章"浙贝母–生半夏"药对。

二、生半夏

性味归经、功能主治详见第一章"浙贝母–生半夏"药对。

三、配伍使用

【伍用功能】二药合用，有降逆化痰、消痞散结之功。

【伍用主治】噎膈。用于痰湿壅盛型噎膈，临床症见痰涎壅盛、痰白黏、胸胁苦满、舌胖大边有齿痕、苔白腻、脉弦滑等。

【用法用量】浙贝母10~15g，生半夏10~30g。

第八节　乳岩

山慈菇　桃仁

一、山慈菇

性味归经、功能主治详见第八章"白花蛇舌草–山慈菇"药对。

二、桃仁

【性味归经】苦、甘，平。归心、肝、大肠经。

【功能主治】活血祛瘀，润肠通便。

桃仁味苦，性平，活血祛瘀作用较为广泛，常用于瘀血阻滞证。治疗肺痈，可配伍芦根、薏苡仁等药物；治疗肠痈，可配伍大黄、牡丹皮等药物；治疗癥瘕结块，可配伍大黄、土鳖虫等药物；治疗跌仆伤痛，可配伍柴胡、穿山甲等药物。

经临床观察，本品可用于治疗癥瘕结块、肺痈肠痈、跌仆伤痛、经闭痛经、产后瘀痛等。

三、配伍使用

【伍用功能】二药合用，有清热解毒、消痈散结之功。

【伍用主治】乳岩。用于治疗瘀毒内阻型乳腺癌，临床症见肿块质地坚硬、肤色紫暗，或肿块溃破、流血及黄水，口干喜饮，舌暗红、苔腻微黄，脉弦数。

【用法用量】山慈菇10~15g，桃仁10~15g。

夏枯草　牡蛎

一、夏枯草

性味归经、功能主治详见第一章"夏枯草–蜈蚣"药对。

二、牡蛎

性味归经、功能主治详见第二章"败酱草–牡蛎"药对。

三、配伍使用

【伍用功能】二药合用，有清热化痰、软坚散结之功。

【伍用主治】乳岩。用于治疗肝气郁结型乳腺癌，临床症见乳房胀痛、胸闷肋胀、急躁易怒、舌红苔薄、脉弦等。

【用法用量】夏枯草15~30g，牡蛎15~30g。

瓜蒌　青皮

一、瓜蒌

性味归经、功能主治详见第三章"瓜蒌–青礞石"药对。

二、青皮

【性味归经】苦、辛，温。归肝、胆、胃经。

【功能主治】疏肝破气，消积化滞。

青皮味辛、苦，性温，入肝、胆经，行气力强，善于疏肝破气，可用于治疗各种肝气郁结之证。治疗胁肋疼痛，常配伍柴胡、郁金、枳壳等药物；治疗乳房胀痛或结块，常配伍柴胡、香附、青橘叶等药物；治疗肝郁化热型乳痈，可配伍瓜蒌、蒲公英、金银花等药物。

三、配伍使用

【伍用功能】二药合用，有行气化痰、解郁散结之功。

【伍用主治】乳岩。用于治疗肝郁痰凝型乳腺癌，临床症见情志抑郁、胸闷胁胀、乳房胀痛、舌淡苔白、脉弦等。

【用法用量】瓜蒌15~30g，青皮10~15g。

第九节　胰腺癌

生栀子　炒莱菔子

一、生栀子

性味归经、功能主治详见第五章"苦参-生栀子"药对。

二、炒莱菔子

【性味归经】辛、甘，平。归肺、脾、胃经。

【功能主治】下气化痰，消食定喘。

莱菔子辛能发散，入脾、胃经，可用于治疗饮食积滞所致胃脘胀满、不欲饮食、嗳气呃逆、腹胀肠鸣；有下气化痰、定喘之功，可治疗咳嗽痰多、气喘；又入肺经，而肺主皮毛，故可用于治疗皮肤病，如湿疹、湿疮、黄褐斑等。

现代药理学研究显示，本品有止咳、祛痰、调节胃肠道功能、治疗原发性高血压的作用。以莱菔子、草决明各15g代茶饮，可治疗排尿功能障碍、术后肠粘连，外用可治疗腹部术后腹胀。

三、配伍使用

【伍用功能】二药合用，有清热利湿、消肿止痛、解毒抗癌、消食除胀、理气化痰之功。

【伍用主治】胰腺癌。对于胰腺癌有良好疗效，并可在一定程度上缓解胰腺癌症状、延缓生存期。此外，亦可治疗急慢性肾炎、急性睾丸炎（睾丸肿大疼痛、阴囊红肿）。

【经验】临床实践证明，生栀子可作为引经药带诸药作用在胰脏，故对于胰腺癌、急慢性胰腺炎均有良好疗效。因胰腺肿瘤所致疼痛多是胀痛，而莱菔子具有理气除胀的功能，故可作为治疗胰腺肿瘤腹部胀痛的要药。此二药也是治疗胃胀、胃痛的常用药对。

【用法用量】生栀子6~10g，炒莱菔子15~30g。治疗胰腺肿瘤时，生栀子用量为30g左右，炒莱菔子用量可达100g以上。

第十节　脑瘤

土茯苓　蜈蚣

一、土茯苓

【性味归经】甘、淡，平。归肝、胃经。

【功能主治】解毒，祛湿，通利关节。

土茯苓长于解毒、祛湿、利关节，尤善缓解梅毒和汞中毒引起的肢体痉挛、筋骨疼痛、头痛、全身疼痛，可改善患者精神状态；能清热祛湿，入肝经，治疗肝胆湿热下注所致的血淋、阴囊瘙痒、带下、湿疹湿疮、疥癣瘙痒、溃烂成痈等。

现代药理研究显示，本品可加快尿酸的代谢、防治痛风，也能加快胆固醇的代谢、抑制人体对脂肪的吸收、增强血管韧性，从而对冠状血管起到保护作用。

【经验】临床实践发现，以土茯苓10~30g治疗恶性肿瘤，有一定的疗效。

二、蜈蚣

性味归经、功能主治详见第一章"夏枯草–蜈蚣"药对。

三、配伍使用

【伍用功能】土茯苓善于解毒、祛湿、利关节。蜈蚣辛可散结，温可通络，搜风走窜力强，能通达内外，内联脏腑，外通经络，凡是气滞血瘀造成的阻塞均能通之，有抗恶性肿瘤作用。张锡纯云："（其）走窜之力最速，内而脏腑，外而经络，凡气血凝聚之处，皆能消之。"二药合用，有清热祛湿、攻毒散结之功。

【伍用主治】脑瘤。用于治疗湿热内蕴型脑瘤，临床症见头重如裹、疼痛不已等。此外，也可治疗湿热下注之阴囊潮湿、阳痿不举、皮肤瘙痒等病症。

【用法用量】土茯苓10~30g，治疗脑瘤时可用50g左右；蜈蚣1~2条。

川芎　蜈蚣

一、川芎

性味归经、功能主治详见第三章"川芎-石菖蒲"药对。

二、蜈蚣

性味归经、功能主治详见第一章"夏枯草-蜈蚣"药对。

三、配伍使用

【伍用功能】二药合用，有活血祛瘀、息风止痉之功。

【伍用主治】脑瘤。用于瘀阻脑络型脑瘤，临床症见头痛固定不移、健忘、失语，或单侧肢体活动障碍，舌质暗、脉沉涩。

【用法用量】川芎10~15g，蜈蚣1~2条。

生地黄　鳖甲

一、生地黄

性味归经、功能主治详见第三章"生地黄-肉桂"药对。

二、鳖甲

性味归经、功能主治详见第四章"葶苈子-鳖甲"药对。

三、配伍使用

【伍用功能】二药合用，有益肾滋阴、软解散结之功。

【伍用主治】脑瘤。用于髓海不足型脑瘤，临床症见头晕、耳鸣、神疲倦怠、腰膝酸软、舌淡苔白、脉沉细等症。

【用法用量】生地黄15~100g，鳖甲10~15g。

石菖蒲　牡蛎

一、石菖蒲

性味归经、功能主治详见第一章"射干-石菖蒲"药对。

二、牡蛎

性味归经、功能主治详见第二章"败酱草-牡蛎"药对。

三、配伍使用

【伍用功能】二药合用，有平肝潜阳、化痰散结之功。

【伍用主治】脑瘤。用于痰凝脑窍型脑瘤，临床症见面色晦暗、精神呆滞、哭笑无常、夜不能寐、饮食减少、舌苔厚腻、脉弦滑等。

【用法用量】石菖蒲15~30g，牡蛎15~30g。

第十一节　子宫肌瘤

仙鹤草　生山楂

一、仙鹤草

性味归经、功能主治详见第一章"仙鹤草–蛤蚧"药对。

二、生山楂

【性味归经】酸、甘，微温。归脾、胃、肝经。

【功能主治】消食健胃，化浊杀虫，活血化瘀。

生山楂酸甘微温，入脾、胃、肝经，有健脾养胃、消食化积之功，可促进胃液分泌，能消一切饮食积滞，尤其是肉食积滞，从而治疗饮食积滞、脘腹胀痛、痞满吞酸；又能活血化瘀，治疗胸痹心痛、脘腹刺痛、产后血瘀腹痛，以及跌打损伤造成的血瘀肿痛。

现代药理研究显示，生山楂具有软化血管、扩张血管、增加冠状动脉血流量、增强心肌活力、兴奋中枢神经系统、降血压、降血脂、防治动脉硬化、抗衰老、抗癌的作用。

三、配伍使用

【伍用功能】仙鹤草苦可降泄，寒能清热，入肺、肝、脾经，能止血解毒、止泻截疟、补虚。生山楂酸甘微温，入脾、胃、肝经，有健脾养胃、消食化积的功效，能消一切饮食积滞。两药合用，有止血、活血化瘀、散结消瘤之功。

【伍用主治】子宫肌瘤。用于治疗子宫肌瘤见大量出血者，也可用于治疗肿瘤、血脂异常、高血压、阵发性心动过速、房颤等病症。

【用法用量】仙鹤草30~90g，生山楂10~30g。

贯众　三七

一、贯众

【性味归经】苦，微寒；有小毒。归肝、胃经。

【功能主治】清热解毒，止血，杀虫。

贯众苦可解毒，微寒清热，入肝经，既可清气分实热，又可解血分热毒，可用于治疗时疫感冒、热毒泻痢、温病发斑、痈疮肿毒、痄腮肿痛、麻疹；可凉血止血，治疗血热引起的吐血、衄血、便血、崩漏下血。此外，本品还可用治虫积腹痛。

二、三七

【性味归经】甘、微苦，温。归肝、胃经。

【功能主治】活血止血，消肿定痛。

三七有止血不留瘀、化瘀不伤正的特点，对于上、中、下部之血，凡有外越者，无不奏效；人体内外出血，无论有无瘀滞均可应用，可单味应用，也可复方应用，治疗创伤出血可研粉外敷。本品尤其长于治疗跌打损伤、瘀滞肿痛，为伤科之要药。

现代药理研究显示，三七有明显的增加冠状动脉血流量的作用，可降低心肌耗氧量、降低动脉压、略降心率，还可降血脂、降胆固醇。本品还可以扩张血管、抗血栓、抗脑缺血、抗炎镇痛、镇静、增强肾上腺皮质功能、调节糖代谢、保肝、抗衰老、抗辐射、抗菌及抗肿瘤。

【经验】治疗心绞痛，每次口服三七粉1g，每日3次，重症加倍，1个月为一疗程。

三、配伍使用

【伍用功能】贯众苦可解毒，寒能清热；三七有止血不留瘀、化瘀不伤正的特点。二者合用，一清一行，有清热解毒、活血化瘀之功。

【伍用主治】子宫肌瘤。用于治疗瘀血内阻型子宫肌瘤及卵巢囊肿之月经量多者，也可用于治疗月经不调。

【用法用量】三七3g，研粉冲服；贯众10g左右。

生山楂　贯众

一、生山楂

性味归经、功能主治详见第八章"仙鹤草–生山楂"药对。

二、贯众

性味归经、功能主治详见第八章"贯众–三七"药对。

三、配伍使用

【伍用功能】生山楂味酸、甘，性微温，入脾、胃、肝经，可健脾养胃、消食化积，能消一切饮食积滞，又可活血化瘀。贯众苦可解毒，微寒清热，入肝经，既可清气分实热，又可解血分热毒。二药合用，有活血化瘀、解毒散结之功。

【主治】子宫肌瘤。用于治疗热毒瘀阻型子宫肌瘤及卵巢囊肿。

【用法用量】生山楂10~30g，贯众6~10g。

第十二节　脂肪瘤

炒白芥子　生半夏

一、炒白芥子

【性味归经】辛，温。归肺、胃经。

【功能主治】理气祛痰，温中散寒，通络止痛。

白芥子辛可发散，入肺经，能理气祛痰，用于治疗痰饮咳喘，症见胸胁胀痛、咳嗽气喘；可通络止痛，治疗肩胛痹痛、肢体痹痛、肢体麻木、脚气、腰痛；性温，能温中散寒，治疗反胃吞酸、呕吐、食欲差，亦可作为中毒后的催吐剂。白芥子粉加热外敷颈部，可治疗伤寒后失音不语等症。

现代药理研究显示，本品能预防血压升高，还可清除人体内脂质过氧化物，抑制人体对脂肪的吸收，降低动脉硬化和高脂血症的发生率。此外，现代临床常将其用于治疗各种癌症，如甲状腺癌、食管癌、淋巴癌等。

二、生半夏

性味归经、功能主治详见第一章"浙贝母–生半夏"药对。

三、配伍使用

【**伍用功能**】白芥子可发散祛湿化痰，有理气祛痰、温中散寒、通络止痛的功效。生半夏辛温燥湿，能化湿浊、祛湿痰、降逆止呕、消痞散结。两药合用，有消痞散结、通络止痛之功。

【**伍用主治**】脂肪瘤。本药对也可用于治疗寒哮、肩关节疼痛及癌症早期。

【**用法用量**】生半夏3~9g，白芥子3~9g。治疗癌症早期时，生半夏10g左右，炒白芥子20g左右。

炒白芥子　苍术

一、炒白芥子

性味归经、功能主治详见第八章"炒白芥子–生半夏"药对。

二、苍术

性味归经、功能主治详见第一章"枳壳–苍术"药对。

三、配伍使用

【**伍用功能**】二药合用，有理气祛痰、通络止痛、燥湿健脾之功。

【**伍用主治**】脂肪瘤。用于治疗多发性脂肪瘤，效果显著。也可用于治疗咳嗽、关节疼痛、肢体麻木、面部色素沉着等病症。

【**用法用量**】炒白芥子9~15g，苍术6~15g。

第九章　妇产科疾病常用药对

第一节　月经不调

柴胡　香附

一、柴胡

性味归经、功能主治详见第三章"柴胡–川芎"药对。

二、香附

性味归经、功能主治详见第二章"香附–郁金"药对。

三、配伍使用

【伍用功能】二药合用，有疏肝理气、活血调经之功。

【伍用主治】月经不调。用于肝郁气滞型月经不调，临床症见月经不调、经色黑、有血块、急躁易怒、乳房胀痛、小腹胀痛、舌暗、苔薄白、脉弦涩等。

【用法用量】柴胡10~15g，香附10~15g。

黄芪　当归

一、黄芪

性味归经、功能主治详见第五章"黄芪–益母草"药对。

二、当归

性味归经、功能主治详见第二章"当归–肉苁蓉"药对。

三、配伍使用

【伍用功能】二药合用，有益气养血、活血调经之功。

【伍用主治】月经不调。用于气血亏虚型月经不调，临床症见经期延长、色淡、质稀、神倦乏力、面色萎黄、纳少、大便稀、舌淡红、脉细弱等。

【用法用量】黄芪30~60g，当归10~15g。

第二节　闭经

泽兰　川牛膝

一、泽兰

性味归经、功效主治详见第五章"泽兰–路路通"药对。

二、川牛膝

【性味归经】甘、微苦，平。归肝、肾经。

【功能主治】祛瘀通经，通利关节，利尿通淋。

川牛膝味甘、微苦，入肝、肾经，性善下行，有祛瘀通经的作用，可用于治疗血瘀壅滞引起的经闭癥瘕、痛经，以及产后瘀血腹痛、胞衣不下；能通利关节、补肝肾、强筋骨，治疗肝肾不足引起的大骨节病、小儿麻痹后遗症、足痿疼挛、腰膝酸痛，是治疗腰膝下肢病症的常用药；又可利尿通淋，用于治疗小便不利、小便淋沥涩痛、血淋、遗尿等症。

三、配伍使用

【伍用功能】泽兰行血通经利水，川牛膝行血散瘀，二药合用，有活血化瘀、利水消肿、宣痹止痛之功。

【伍用主治】闭经。用于治疗血瘀不畅引起的闭经、痛经、经行有血块者，也可治疗小便不利、淋沥涩痛、腰腿疼痛、下肢水肿尤甚者。

【用法用量】泽兰6~15g，川牛膝10~30g。

泽兰　益母草

一、泽兰

性味归经、功能主治详见第五章"泽兰–路路通"药对。

二、益母草

性味归经、功能主治详见第五章"黄芪–益母草"药对。

三、配伍使用

【伍用功能】泽兰苦可降泄，辛能发散，温能通经，入肝经，入血分，善于活血化瘀、调经止痛，有补而不滞、行而不峻之功，为妇科常用之品，还可通脉安胎、利水消肿。益母草辛散，苦泄，性微寒，入心、肝、膀胱经，可活血化瘀调经，作用平和，为妇科经产之要药，还可利尿消肿、清热解毒。二药合用，有活血化瘀、利水通淋、清热解毒之功。

【伍用主治】闭经。本药对可用于治疗闭经之体型肥胖痰湿内蕴者，也可治疗水肿、癥瘕、产后瘀滞腹痛、跌打损伤、金疮、痈肿等病症。

【用法用量】泽兰6~15g，益母草15~30g。

川芎　路路通

一、川芎

性味归经、功能主治详见第三章"川芎–石菖蒲"药对。

二、路路通

性味归经、功能主治详见第五章"泽兰–路路通"药对。

三、配伍使用

【伍用功能】二药合用，有行气散瘀、活血通经之功。

【伍用主治】闭经。用于气滞血瘀型闭经，临床症见情志郁结、胸胁胀痛、烦躁易怒、小腹胀痛、舌暗苔白、脉弦。

【用法用量】川芎10~15g，路路通10~15g。

鸡血藤　丹参

一、鸡血藤

性味归经、功能主治详见第七章"葛根–鸡血藤"药对。

二、丹参

性味归经、功能主治详见第三章"桑寄生–丹参"药对。

三、配伍使用

【伍用功能】二药合用，有养血通络、活血通经之功。

【伍用主治】闭经。本药对可用于瘀血内阻型闭经，临床症见月经停闭、小腹胀痛、舌紫暗、苔白、脉涩而有力。

【用法用量】鸡血藤10~15g，丹参15~30g。

第三节　崩漏

仙鹤草　蒲黄

一、仙鹤草

性味归经、功能主治详见第一章"仙鹤草-蛤蚧"药对。

二、蒲黄

【性味归经】甘，平。归肝、心包经。

【功能主治】收敛止血，活血祛瘀。

蒲黄性涩，收敛止血作用较佳，可用于治疗各种出血，临床上可与仙鹤草、墨旱莲、茜草炭、棕榈炭、侧柏叶等药物同用。

经临床观察，本品可用于治疗呕血、咯血、尿血、便血、崩漏、创伤出血等病症。

三、配伍使用

【伍用功能】二药合用，有健脾益气、收敛止血之功。

【伍用主治】崩漏。本药对可用于崩漏虚证，临床症见崩漏下血或淋漓不尽、血色淡、面色萎黄、气短神疲、形寒畏冷、纳呆便溏、舌淡胖、苔白、脉沉细无力等。

【用法用量】仙鹤草30~60g，蒲黄10~15g。

墨旱莲　炒地榆

一、墨旱莲

性味归经、功能主治详见第四章"墨旱莲-五味子"药对。

二、炒地榆

【性味归经】苦、酸、涩，微寒。归肝、大肠经。

【功能主治】凉血止血，泻火敛疮。

地榆味苦、酸、涩，性微寒，具有凉血止血的作用，善于治疗下部出血，是治疗痔血、便血、崩漏的常用药。

三、配伍使用

【伍用功能】二药合用，有养阴益肾、凉血止血之功。

【伍用主治】崩漏。本药对可用于血热型崩漏，临床症见下血量多，血色深红、黏稠，口干喜饮，舌红、苔黄，脉滑数。

【用法用量】墨旱莲15~30g，炒地榆10~15g。

杜仲　续断

一、杜仲

性味归经、功能主治详见第七章"杜仲–桑寄生"药对。

二、续断

性味归经、功能主治详见第七章"续断–狗脊"药对。

三、配伍使用

【伍用功能】二药合用，有补益肝肾、固崩止漏之功。

【伍用主治】崩漏。本药对可用于血瘀型崩漏，临床症见月经淋漓不净、经色紫黑有块、舌暗苔白、脉弦涩等。

【用法用量】杜仲15~30g，续断15~30g。

第四节　痛经

桂枝　艾叶

一、桂枝

性味归经、功能主治详见第六章"桂枝–白芍"药对。

二、艾叶

【性味归经】苦、辛，温。归肝、脾、肾经。

【功能主治】温经止血，散寒止痛。

艾叶味苦、辛，性温，辛温散寒，具有温经止血的作用，主要治疗虚寒性病症；有散寒止痛的作用，用于治疗虚寒性的月经不调、腹痛等症，可配伍吴茱萸、当归、香附等药。

三、配伍使用

【伍用功能】二药合用，有温经通络、散寒止痛之功。

【伍用主治】痛经。本药对可用于寒凝血瘀型痛经，临床症见经前或经期小腹冷痛、得热痛减、畏寒肢冷、舌淡苔白腻、脉沉紧等。

【用法用量】桂枝10~15g，艾叶10~15g。

香附　延胡索

一、香附

性味归经、功能主治详见第二章"香附-郁金"药对。

二、延胡索

性味归经、功能主治详见第三章"延胡索-琥珀"药对。

三、配伍使用

【伍用功能】二药合用，有活血调经、行气止痛之功。

【伍用主治】痛经。用于气滞血瘀型痛经，临床症见经期小腹胀痛、经行不畅、有血块、经量少、舌暗、苔白腻、脉弦等。

【用法用量】香附10~15g，延胡索10~15g。

第五节　带下病

龙胆　生薏苡仁

一、龙胆

性味归经、功能主治详见第二章"龙胆-焦三仙"药对。

二、生薏苡仁

性味归经、功能主治详见第七章"生薏苡仁-威灵仙"药对。

三、配伍使用

【伍用功能】龙胆苦能燥湿、降泄，寒能清热，入肝、胆经，可泻肝胆湿热郁火，祛下焦湿热，也有健胃养胃之效。薏苡仁甘能健脾，淡能渗湿，健脾力强，能祛湿除痹，又可清热排脓、化痰散结。二药合用，有祛湿除热、化痰排脓之功。

【伍用主治】带下病。本药对可用于治疗湿热下注之女子带下色黄、臭秽，男子阴囊潮湿；也可用于治疗鼻窦炎，以及中耳炎症见耳内流脓、耳痛连及头顶、听力下降、耳内有胀闷感、耳鸣者。

【用法用量】龙胆6~10g，生薏苡仁15~30g。

鱼腥草　白花蛇舌草

一、鱼腥草

性味归经、功能主治详见第一章"鱼腥草-白花蛇舌草"药对。

二、白花蛇舌草

性味归经、功能主治详见第一章"鱼腥草-白花蛇舌草"药对。

三、配伍使用

【伍用功能】鱼腥草辛能发散，寒能清热，入肺经可清肺热，有清热解毒、消痈排脓之功，是治肺痈吐脓血的要药，还可利水通淋。白花蛇舌草味苦而甘，寒能清热，归心、肝、脾经，可清热解毒、散结消肿、利湿通淋、利尿祛湿。二药合用，有清热解毒、利水通淋之功。

【伍用主治】带下病。本药对可用于治疗湿热下注所致带下色黄、气味腥臭，伴有人乳头瘤病毒阳性者尤为适宜，也可用于治疗胰头癌、肺癌、肺结节、痛风等病症。

【用法用量】鱼腥草10~30g，白花蛇舌草15~30g。

伏龙肝　芡实

一、伏龙肝

性味归经、功能主治详见第二章"仙鹤草-伏龙肝"药对。

二、芡实

【性味归经】甘、涩，平。归脾、肾经。

【功能主治】补肾固精，补脾止泻，除湿止痛。

芡实甘可补益，涩能收敛，入脾、肾经，脾喜燥恶湿，肾恶燥，有补而不腻、涩而不留湿之特点。功效为益肾固精、健脾止泻、除湿止带，可治疗阳痿早泄、遗精遗尿、小便频数、小儿脾虚小便不禁、淋浊、带下过多、脾虚久泻不止，还可治疗风湿痹痛，症见四肢酸麻胀痛，伴有水疱、湿疹、手癣、足癣等。

三、配伍使用

【伍用功能】伏龙肝味辛，性温，入脾、胃经，有温中燥湿、止呕止血的作用，可暖胃温脾、止呕止泻、收敛止血。芡实甘可补益，涩能收敛，入脾、肾经，补而不腻，涩而不留湿，功效为益肾固精、健脾止泻、除湿止带。二药合用，有温中健脾、化湿止带之功。

【伍用主治】带下病。本药对可用于治疗脾虚失运，寒湿下注所致白带清稀淋漓不断、腰困乏力诸症，也可用于治疗脾虚泄泻，吐血、尿血、便血、衄血等病症。

【用法用量】伏龙肝15~30g，芡实10~30g。

生栀子　菟丝子

一、栀子

性味归经、功能主治详见第五章"苦参–生栀子"药对。

二、菟丝子

性味归经、功能主治详见第五章"菟丝子–桑螵蛸"药对。

三、配伍使用

【伍用功能】栀子苦能降泄，寒能清热，故可清泻全身之火邪，既可泻心火、清心除烦、明目，又可清热利湿、清肝胆湿热、清热凉血，有清热解毒之功效。菟丝子辛能助阳，甘能补益，入脾、肝、肾经，性平，可平补肾阴、肾阳，为阴阳俱补之品。二药合用，有健脾益肾、清热解毒之功。

【伍用主治】带下病。用于治疗肾虚兼下焦湿热之带下病，临床症见腰膝酸软、恶寒、带下色黄量多等。

【用法用量】生栀子6~10g，菟丝子10~30g。

生甘草　怀牛膝

一、生甘草

性味归经、功能主治详见第一章"板蓝根－生甘草"药对。

二、怀牛膝

性味归经、功能主治详见第五章"金钱草－怀牛膝"药对。

三、配伍使用

【伍用功能】生甘草甘能补益、缓急止痛，入心、肺、脾、胃经，亦可清热解毒、调和诸药。怀牛膝苦可降泄，甘可补益，有活血通经、祛瘀止痛的作用，古有"牛膝善引血下行"之说，还可导热下泄，用以治上炎之火。二药合用，能清热解毒、活血通经、祛瘀止痛。

【伍用主治】带下病。本药对可用于治疗阴道炎引起的带下色黄、有异味，也可治疗老年性尿路感染、骨质疏松、腰肌劳损、风湿痹痛、石淋、痛经、闭经、高血压、牙龈肿痛，以及虚火上炎引起的牙周炎等病症。

【用法用量】生甘草9~30g，怀牛膝9~30g。

苍术　黄柏

一、苍术

性味归经、功能主治详见第二章"枳壳－苍术"药对。

二、黄柏

性味归经、功能主治详见第五章"知母－黄柏"药对。

三、配伍使用

【伍用功能】二药合用，有清热解毒、燥湿止带之功。

【伍用主治】带下病。用于湿热下注型带下病，临床症见带下量多、色黄、质黏稠、有异味，舌红、苔腻微黄，脉弦滑。

【用法用量】苍术10~15g，黄柏10~15g。

山药　芡实

一、山药

【性味归经】甘，平。归肺、脾、肾经。

【功能主治】补脾胃，益肺肾。

山药性平不燥，作用和缓，具有平补脾胃的作用，无论脾阳虚、胃阴虚皆可应用。临床上用治食少倦怠或脾虚泄泻，常配伍党参、白术、扁豆等补脾胃的药物；治疗女子白带，常配伍芡实、白术、茯苓等药物。

二、芡实

性味归经、功能主治详见第九章"伏龙肝－芡实"药对。

三、配伍使用

【伍用功能】二药合用，有健脾益肾、固精止带之功。

【伍用主治】带下病。用于脾肾亏虚型带下病，临床症见带下量多、色白、质稀，畏寒肢冷，乏力困倦，舌淡、苔白，脉细弱。

【用法用量】山药15~30g，芡实15~30g。

第六节　乳痈

败酱草　蒲公英

一、败酱草

性味归经、功能主治详见第一章"败酱草－鲜竹沥"药对。

二、蒲公英

性味归经、功能主治详见第六章"紫草－蒲公英"药对。

三、配伍使用

【伍用功能】败酱草辛能散结，苦可降泄，寒能清热，入肝、胃、大肠经，有清热解毒、祛痰排脓利湿之功，善于清泻胃肠湿热之毒、清泻肝胆实热。蒲公英味苦、甘，性寒，入肝、胃经，为清热解毒、消痈散结之佳品，还可利湿通淋。二药合用，有清热解毒、化痰排脓之功。

【伍用主治】乳痈。本药对可用于治疗热毒壅聚型乳痈，也可用于治疗因生殖系统炎症引起精液不液化所导致的男性不育症，还可治疗肠痈、肺部感染。外用可治疗足癣。

【用法用量】败酱草9~15g，蒲公英9~15g。

牛蒡子　蒲公英

一、牛蒡子

性味归经、功能主治详见第二章"牛蒡子–郁李仁"药对。

二、蒲公英

性味归经、功能主治详见第六章"紫草–蒲公英"药对。

三、配伍使用

【伍用功能】牛蒡子辛可发散，苦能降泄，寒可清热，升散之中有沉降，入肺经可疏散风热、化痰宣肺、解毒消肿、透疹解毒、散风止痒，可外散风热，内解热毒，有清热解毒、清喉利咽的作用。蒲公英味苦、甘，性寒，入肝、胃经，可清热解毒、消痈散结，为治疗乳痈之要药，还可利湿通淋。二药合用，有清热解毒、消痈散结之功。

【伍用主治】乳痈。用于治疗热毒壅滞型乳痈，也可治疗急性化脓性扁桃体炎、胆囊炎、胃肠炎、尿路感染、便秘等病症。

【用法用量】牛蒡子6~15g，蒲公英15~30g。

金银花　蒲公英

一、金银花

【性味归经】甘，寒。归肺、胃、心、脾经。

【功能主治】清热解毒。

金银花味甘，性寒，具有清热解毒作用，为外科常用之品。用于治疗疮痈肿毒属阳证者，可配伍蒲公英、紫花地丁、连翘、牡丹皮、赤芍等药物。

经临床观察，本品可用于治疗疮痈肿毒、咽喉肿痛等病症。

二、蒲公英

性味归经、功能主治详见第六章"紫草–蒲公英"药对。

三、配伍使用

【伍用功能】二药合用，有清热解毒、消肿止痛之功。

【伍用主治】乳痈。用于治疗热毒炽盛型乳痈，临床症见乳房局部灼热疼痛、发热、口渴、便秘、舌红、苔白腻、脉弦数等。

【用法用量】金银花15~30g，蒲公英15~30g。

浙贝母　瓜蒌

一、浙贝母

性味归经、功能主治详见第一章"浙贝母–生半夏"药对。

二、瓜蒌

性味归经、功能主治详见第三章"瓜蒌–青礞石"药对。

三、配伍使用

【伍用功能】二药合用，有清热化痰、宽胸散结之功。

【伍用主治】乳痈。用于治疗痰阻热壅型乳痈，临床症见乳房局部肿胀、乳汁分泌不畅、舌红、苔白腻、脉弦滑等症。

【用法用量】浙贝母15~30g，瓜蒌15~30g。

第七节　乳癖

夏枯草　生半夏

一、夏枯草

性味归经、功能主治详见第一章"夏枯草–蜈蚣"药对。

二、生半夏

性味归经、功能主治详见第一章"浙贝母–生半夏"药对。

三、配伍使用

【伍用功能】夏枯草得至阳之气而长，可清肝散结；半夏得至阴之气而生，可燥湿化痰。二药合用，有调和肝胆、平衡阴阳、散结化痰之功。

【伍用主治】乳癖。用于治疗痰凝气结型乳癖，也可用于治疗瘿瘤、瘰疬、痰核、胸闷、头晕、头痛、失眠健忘等病症。

【经验】夏枯草、半夏合用为二夏汤，可引阳入阴，对于肝郁不舒，痰凝气结，阴阳失调引起的各部位结节、囊肿，有很好的消除作用，对于肺结节、甲状腺结节疗效尤为明显，可通过调节阴阳以调节睡眠。

【用法用量】生半夏3~9g，治疗结节、囊肿时，可用15~30g；夏枯草15~30g。

白芷　肉苁蓉

一、白芷

性味归经、功能主治详见第三章"白芷–羌活"药对。

二、肉苁蓉

性味归经、功能主治详见第二章"当归–肉苁蓉"药对。

三、配伍使用

【伍用功能】白芷辛可发散，温能通经，有解表散寒、祛风止痛、宣通鼻窍的作用。肉苁蓉甘可补益，咸温入肾经而补肾阳，温而不燥，补而不腻。两药合用，有温补脾肾、行气化痰、散结消肿之功。

【伍用主治】乳癖。用于元阳不足，脾失温煦，痰凝气结而致的乳腺囊性增生及卵巢囊肿诸症；也可提高机体免疫功能、抗癌防癌。

【用法用量】白芷10~15g，肉苁蓉10~15g。治疗乳腺囊性增生及卵巢囊肿诸症时，两药用量均在30g左右。

【使用注意】肉苁蓉有润肠通便作用，故大便溏泄者慎用。

僵蚕　香附

一、僵蚕

性味归经、功能主治详见第二章"僵蚕–乌梅"药对。

二、香附

性味归经、功能主治详见第二章"香附－郁金"药对。

三、配伍使用

【伍用功能】二药合用，有疏肝解郁、化痰散结之功。

【伍用主治】乳癖。用于肝气郁结型乳癖，临床症见乳房胀痛、胸胁胀满、急躁易怒、舌红苔白、脉弦等。

【用法用量】僵蚕10~15g，香附10~15g。

生半夏　郁金

一、生半夏

性味归经、功能主治详见第一章"浙贝母－生半夏"药对。

二、郁金

性味归经、功能主治详见第二章"香附－郁金"药对。

三、配伍使用

【伍用功能】二药合用，有化痰祛湿、消痞散结之功。

【伍用主治】乳癖。用于痰瘀互结型乳癖，临床症见乳房肿块质韧、刺痛、胸闷胁胀、心烦易怒、失眠多梦、舌暗、苔白腻、脉弦滑等。

【用法用量】生半夏15~30g，郁金10~15g。

第八节　缺乳

王不留行　白芷

一、王不留行

【性味归经】苦，平。归肝、胃经。

【功能主治】活血通经，下乳消痈，利尿通淋。

王不留行味苦，性平，入肝经血分，有活血化瘀功效，能疏肝解郁，治疗气血凝滞引起的痛经、闭经、少腹胀痛，以及脘腹胀痛、胸胁胀满、两胁胀痛，亦可治疗乳腺增生、乳腺炎。血乳同源，血行不畅则乳汁不行，本品入血分、归胃经，且乳房属胃，故有活血化瘀、通经下乳之功效，可用于治疗产后乳汁瘀滞不下、乳汁凝滞引起的乳痈。本品亦可消肿敛疮、利尿通淋，治疗淋证涩痛，如热淋、石淋、血淋等，还可治疗热毒外侵引起的疔疮肿毒。

二、白芷

性味归经、功能主治详见第三章"白芷－羌活"药对。

三、配伍使用

【伍用功能】王不留行味苦性平，入肝经，能缓解肝气郁结，有活血化瘀、通经下乳的功效。白芷辛可发散，温能通经，可祛风解表、散寒，有祛湿、通鼻窍作用，为治鼻渊的要药，有托痈排脓、解蛇毒的作用，还有燥湿止带之功。二药合用，有健脾和胃、通经下乳之功。

【伍用主治】缺乳。用于治疗缺乳，虚实皆可，偏于寒者尤为适宜。

【用法用量】王不留行6~9g，白芷9~15g。

白芷　路路通

一、白芷

性味归经、功能主治详见第三章"白芷－羌活"药对。

二、路路通

性味归经、功能主治详见第五章"泽兰－路路通"药对。

三、配伍使用

【伍用功能】白芷辛可发散，温能通经，可祛风解表、散寒，有祛湿、通鼻窍作用，为治鼻渊的要药，还可托痈排脓、解蛇毒、燥湿止带。路路通苦可降泄，辛可发散，其性通行十二经，入肝经，可疏肝行气，活血通络。二药合用，有通络散结、疏肝行气、通经下乳之功。

【伍用主治】缺乳。用于治疗产后乳少、排出不畅，无论虚实皆宜。

【用法用量】白芷6~15g，路路通9~30g。

漏芦　通草

一、漏芦

【性味归经】苦，寒。归胃经。

【功能主治】清热解毒，消痈肿，下乳汁。

漏芦苦寒，具有清热解毒消痈的功效，用于治疗疮痈初起红肿热痛，常配伍连翘、大黄等药物应用；治疗乳房红肿疼痛欲成痈肿者，常配伍瓜蒌、蒲公英、贝母等药物应用。本品又具有通乳汁的功效，可用于治疗乳汁不下，常配伍通草、王不留行等药物。

临床观察本品可用于治疗疮痈初起，以及乳汁不下、乳房肿痛等病症。

二、通草

【性味归经】甘、淡，寒。归肺、胃经。

【功能主治】清热利水，通乳。

通草味甘、淡，性寒，具有通乳汁的功效，与木通相似，是治疗乳汁不通或乳汁稀少常用之药，可配伍猪蹄、穿山甲、川芎、甘草等煎汤服用。

三、配伍使用

【伍用功能】二药合用，有清热解毒、通经下乳之功。

【伍用主治】缺乳。用于痰湿壅阻型缺乳，临床症见形体肥胖、头晕头重、嗜卧倦怠、食欲差、舌淡胖、苔白腻、脉弦滑等症。

【用法用量】漏芦10~15g，通草10~15g。

路路通　王不留行

一、路路通

性味归经、功能主治详见第五章"泽兰－路路通"药对。

二、王不留行

性味归经、功能主治详见第九章"王不留行－白芷"药对。

三、配伍使用

【伍用功能】二药合用，有行气活血、通经下乳之功。

【伍用主治】缺乳。用于肝郁气滞型缺乳，临床症见情志抑郁、胸胁胀满、食欲不振、舌淡红有瘀斑、苔薄黄、脉弦涩等。

【用法用量】路路通10~15g，王不留行10~15g。

第九节　回乳

炒麦芽　怀牛膝

一、炒麦芽

【性味归经】咸，平。归脾、胃经。

【功能主治】消食和中，回乳。

麦芽味咸，性平，有回乳之功，凡哺乳期女性在婴儿断奶时，均可用生麦芽二两，加水煎服；治疗因乳汁郁积引起的乳房胀痛时，用量必须加倍，方可收回乳消胀之效。但女性在哺乳期内不宜服用，以免引起乳汁减少。

二、怀牛膝

性味归经、功能主治详见第五章"金钱草–怀牛膝"药对。

三、配伍使用

【伍用功能】二药合用，有祛瘀通经、回乳消胀之功。

【伍用主治】回乳。临床症见乳房胀痛，伴乳房青筋暴露者。

【用法用量】炒麦芽30~60g，怀牛膝15~30g。

神曲　炒莱菔子

一、神曲

【性味归经】甘、辛，温。归脾、胃经。

【功能主治】消食和胃。

神曲味甘、辛，性温，具有消食和胃之功，用于治疗饮食积滞、消化不良等症，常配伍山楂、麦芽等药物应用。

临床观察本品可用于治疗食积不化、脘闷腹胀、消化不良及泄泻等病症。

二、炒莱菔子

【性味归经】辛、甘，平。归脾、胃、肺经。

【功能主治】消食化积，祛痰下气。

莱菔子味辛甘，性平，能消食化积、行滞除胀，常配伍神曲、山楂、麦芽等，以助其消食之力；配伍半夏、陈皮等，以增其降逆和胃之功。有湿者可配伍茯苓，有热者可配伍黄连、连翘。若见脾虚表现，可配伍白术。

临床观察本品用于治疗食积停滞、胃脘痞满、嗳气吞酸、腹痛泄泻、腹胀不舒等病症。

三、配伍使用

【伍用功能】二药合用，有消食化积、行滞除胀之功。

【伍用主治】回乳。临床症见乳房作胀，伴有胃脘痞满、腹胀不舒者。

【用法用量】神曲15~30g，炒莱菔子15~30g。

第十节　不孕

菟丝子　威灵仙

一、菟丝子

性味归经、功能主治详见第五章"菟丝子–桑螵蛸"药对。

二、威灵仙

性味归经、功能主治详见第七章"生薏苡仁–威灵仙"药对。

三、配伍使用

【伍用功能】二药合用，有补肾壮阳、温通经络、补肾气之功。

【伍用主治】不孕。用于治疗女子宫寒不孕，也可以用于治疗男子精少不育，以及肾虚引起的腰痛、关节酸痛。

【用法用量】菟丝子9~15g，威灵仙10~15g。

紫石英 菟丝子

一、紫石英

【性味归经】甘，温。归心、肺、肾经。

【功能主治】镇心安神，止咳定喘，温肾暖宫。

紫石英味甘，性温，入肺、肾经，能止咳定喘、温肾暖宫。咳喘在肺为实，在肾为虚，肺主气、司呼吸，肾主纳气、为气之根，发作时治肺，缓解时治肾。本品是治疗肺肾两虚咳喘的要药，质重可降逆气，有温肾助阳之功，可治疗肺肾两虚，肾不纳气导致的呼多吸少、气短乏力、心悸不宁等。本品甘温，入心经，可重镇安神，治疗心阳虚引起的心悸怔忡、夜寐不宁。本品重镇走下焦，可治疗肾阳虚衰，血海虚寒，子宫虚冷所致久不受孕、孕后小产及崩漏带下。

【经验】紫石英甘温，入心经，不仅可重镇安神，还可治疗下肢冷痹。笔者曾治疗一位患者（女，65岁）。患者自述，40岁以来自觉下肢寒冷，即使三伏天也要穿秋裤，睡觉时两足如冰、时常被冻醒，伴有心悸失眠、腰膝酸冷。方药重用紫石英，7剂后患者自觉两足寒冷明显好转，再服7剂，下肢冷的症状消失。

二、菟丝子

性味归经、功能主治详见第五章"菟丝子–桑螵蛸"药对。

三、配伍使用

【伍用功能】紫石英味甘，性温，入肺、肾经，能止咳定喘、温肾暖宫，是治疗肺肾两虚咳喘的要药，质重可降逆气，又有温肾助阳之功。菟丝子味辛能助阳，甘能补益，入脾、肝、肾经，性平，可平补肾阴、肾阳，还有固精止遗、安胎明目、止泻之功。二药合用，有补肾助阳、暖宫促孕之效。

【伍用主治】不孕。本药对可用于治疗肾阳不足导致的女性不孕症、痛经、子宫内膜异位症，也可用于治疗多囊卵巢综合征、面部色素沉着等病症。

【用法用量】紫石英15~30g，菟丝子9~15g。

桑寄生 菟丝子

一、桑寄生

性味归经、功能主治详见第三章"桑寄生–生龟甲"药对。

二、菟丝子

性味归经、功能主治详见第五章"菟丝子–桑螵蛸"药对。

三、配伍使用

【伍用功能】二药合用，有补益肝肾、温阳固精之功。

【伍用主治】不孕。本药对可用于肾虚型不孕，临床症见头晕耳鸣、腰背酸痛、神疲乏力，月经不调、月经先后不定期、量少色淡，舌淡、苔白，脉沉细。

【用法用量】桑寄生15~30g，菟丝子15~30g。

续断　黄芩

一、续断

性味归经、功能主治详见第七章"续断–狗脊"药对。

二、黄芩

【性味归经】苦，寒。归心、肺、胆、大肠、小肠经。

【功能主治】清热燥湿，泻火解毒，安胎。

黄芩味苦，性寒，具有清热泻火、燥湿安胎的作用，能清实热、泻肺火。治疗热病高热，常配伍黄连、山栀等药物；治疗肺热咳嗽，可配伍知母、桑白皮等；治疗血热妄行，可配伍生地黄、牡丹皮、侧柏叶等；治疗热毒疮疡，可配伍金银花、连翘等药；治疗胎动不安，常配伍白术、竹茹等药物。

临床观察本品用于治疗热病高热烦渴，热盛迫血外溢的吐血、衄血、便血、崩漏，以及热毒疮疡等病症。

三、配伍使用

【伍用功能】二药合用，有补肝益肾、清热祛湿之功。

【伍用主治】不孕。本药对可用于湿热型不孕，临床症见腰骶酸痛、少腹坠胀、月经不调、经期延长、赤白带下、舌红、苔黄腻、脉弦数等。

【用法用量】续断15~30g，黄芩10~15g。

第十章　头面五官病常用药对

第一节　耳鸣

蝉蜕　蔓荆子

一、蝉蜕

性味归经、功能主治详见第三章"蝉蜕－莲子心"药对。

二、蔓荆子

性味归经、功能主治详见第一章"蔓荆子－炙紫菀"药对。

三、配伍使用

【伍用功能】蝉蜕甘寒，质轻上浮，入肺、肝经，可疏风散热、平肝解痉、清热解毒、疏散风热、透疹。蔓荆子辛可发散，苦可降泄，微寒清热，入肝、胃、膀胱经，可疏散风热，质轻上浮，主散头面之邪，可祛风止痛、清利头目。二药合用，有清利头目、祛风止痛、清热解毒之功。

【伍用主治】耳鸣。本药对可用于治疗耳鸣、目昏眵黄等症，也可用于治疗风热感冒、颠顶头痛。

【用法用量】蝉蜕6~10g，后下；蔓荆子3~9g。

蝉蜕　补骨脂

一、蝉蜕

性味归经、功能主治详见第三章"蝉蜕－莲子心"药对。

二、补骨脂

【性味归经】辛、苦，温。归肾、脾经。

【功能主治】补肾壮阳，纳气平喘，温脾止泻，固精缩尿。

补骨脂辛散苦燥温通，入肾、脾经，能补肾助阳，治疗肾阳不足之阳痿，腰膝冷痛或酸软无力，形寒肢冷；可固精缩尿，治疗肾精不固之早泄、遗精、小儿遗尿、尿频；又可温脾止泻，治疗脾肾阳虚之五更泄；还可纳气平喘，治疗肾不纳气，呼多吸少之虚喘。此外，现代临床中可用于治疗异常子宫出血、银屑病、白癜风、脱发等。

三、配伍使用

【伍用功能】蝉蜕甘寒，质轻上浮，入肺、肝经，可疏风散热、平肝解痉、清热解毒、疏散风热透疹。补骨脂辛散苦燥温通，入肾、脾经，能补肾助阳、固精缩尿、温脾止泻、纳气平喘。二药合用，有温肾健脾、纳气平喘之功。

【伍用主治】耳鸣。本药对可用于治疗肾阳不足型耳鸣，临床症见耳鸣细微如蝉声、腰膝酸软、四肢欠温下肢尤甚，也可用于治疗头昏目眩、迎风流泪、咳嗽喘促等病症。

【用法用量】蝉蜕6~10g，补骨脂9~15g。

蝉蜕　生地黄

一、蝉蜕

性味归经、功能主治详见第三章"蝉蜕–莲子心"药对。

二、生地黄

性味归经、功能主治详见第三章"生地黄–肉桂"药对。

三、配伍使用

【伍用功能】蝉蜕甘寒，质轻上浮，入肺、肝经，可疏风散热、平肝解痉、清热解毒、疏散风热透疹。生地黄味厚气薄，既善清营血之热，为清热凉血止血之要药，又善养阴生津。二药合用，有滋补肝肾、凉血解毒之功。

【伍用主治】耳鸣。本药对可用于治疗肾气不足，精血匮乏型耳鸣，临床症见耳鸣低微细小、腰膝酸软、骨蒸盗汗、口渴欲饮夜间尤甚者；也可用于治疗肝郁胆热，热扰心神引起的失眠及过敏性紫癜，证属风热者。

【用法用量】蝉蜕6~10g，生地黄15~30g。

蔓荆子　黄芪

一、蔓荆子

性味归经、功能主治详见第一章"蔓荆子–炙紫菀"药对。

二、黄芪

性味归经、功能主治详见第五章"黄芪–益母草"药对。

三、配伍使用

【伍用功能】蔓荆子辛可发散，苦可降泄，微寒清热，入肝、胃、膀胱经，可疏散风热，质轻上浮，主散头面之邪，可祛风止痛、清利头目。黄芪甘可补益，入肺经，功能益气固表、止汗，还可排脓止痛、利水消肿。二药合用，有健脾益气、清热利湿之功。

【伍用主治】耳鸣。本药对可用于治疗气虚痰热型耳鸣，临床症见耳鸣、头痛、眩晕、神疲乏力、记忆力减退或注意力不集中等，也可用于治疗血管性痴呆。

【用法用量】蔓荆子3~9g，黄芪9~30g。

第二节　针眼

龙胆　决明子

一、龙胆

性味归经、功能主治详见第二章"龙胆–焦三仙"药对。

二、决明子

【性味归经】甘、苦、咸，微寒。归肝、胆经。

【功能主治】清肝明目。

决明子味甘、苦、咸，性微寒，既能清泄肝胆郁火，又能疏散风热，为治目赤肿痛之要药。治疗目赤肿痛，属风热者，常配伍蝉蜕、菊花等药物；属肝火者，常配伍龙胆、黄芩、夏枯草等药物。治疗青盲，常配伍沙苑子、蒺藜、女贞子、枸杞子、生地黄等补养肝肾的药物。

临床观察本品可用于治疗目赤肿痛、羞明多泪、青盲内障等病症。

三、配伍使用

【伍用功能】二药合用，有泻火解毒、明目消肿之功。

【伍用主治】针眼。用于治疗热毒上攻型针眼，临床症见眼部有硬结红肿、灼热疼痛，口渴喜饮，大便干，小便黄，舌红、苔黄腻，脉弦数。

【用法用量】龙胆10~15g，决明子15~30g。

菊花　蔓荆子

一、菊花

【性味归经】甘、苦，微寒。归肺、肝经。

【功能主治】疏散风热，明目，清热解毒，平肝阳。

菊花味甘、苦，性寒，具有清热解毒、平肝明目的作用。治疗目赤肿痛，无论肝火或风热引起者均可应用，常配伍蝉蜕、蒺藜等药物。

临床观察本品可用于治疗目赤肿痛等病症。

二、蔓荆子

性味归经、功能主治详见第一章"蔓荆子-炙紫菀"药对。

三、配伍使用

【伍用功能】二药合用，有清热解毒、清肝明目之功。

【伍用主治】针眼。用于治疗风热外袭型针眼，临床症见局部红肿痒痛、发热头痛、恶风、舌边尖红、苔白、脉弦数等。

【用法用量】菊花10~15g，蔓荆子15~30g。

第三节　翳障

密蒙花　青葙子

一、密蒙花

【性味归经】甘，微寒。归肝经。

【功能主治】清肝热，明目退翳。

密蒙花味甘，性寒，具有清肝明目的作用，是眼科常用药，可用于治疗目赤肿痛、多泪羞明及眼生翳膜等症，常配伍菊花、石决明、木贼草等药物。

临床观察本品可用于治疗目赤肿痛、多眵、多泪、羞明畏光、目昏生翳等病症。

二、青葙子

【性味归经】苦，微寒。归肝经。

【功能主治】清肝火，退目翳。

青葙子味苦，性寒，具有清肝明目的作用，入厥阴肝经，多用于目疾。治疗肝热所致的目赤肿痛等症时，常配伍决明子、密蒙花、菊花等药物。

临床观察本品可用于治疗肝热所引起的目赤肿痛、目生翳膜、视物昏暗等病症。

三、配伍使用

【伍用功能】二药合用，有清肝泻火、明目退翳之功。

【伍用主治】翳障。用于肝热上扰型翳障，临床症见视物不清、头痛目涩、口苦咽干、急躁易怒、大便干、小便黄、舌红苔黄、脉弦等。

【用法用量】密蒙花10~15g，青葙子10~15g。

枸杞子　石斛

一、枸杞子

性味归经、功能主治详见第二章"仙鹤草–枸杞子"药对。

二、石斛

性味归经、功能主治详见第七章"白芷–石斛"药对。

三、配伍使用

【伍用功能】二药合用，有滋养肝肾、退翳明目之功。

【伍用主治】翳障。用于肝肾阴虚型翳障，临床症见视物模糊、畏光流泪、头晕耳鸣、潮热盗汗、舌红苔少、脉细数等。

【用法用量】枸杞子15~30g，石斛15~30g。

第四节　鼻渊

白芷　细辛

一、白芷

性味归经、功能主治详见第三章"白芷–羌活"药对。

二、细辛

性味归经、功能主治详见第五章"细辛-墨旱莲"药对。

三、配伍使用

【伍用功能】二药合用，有祛风散寒、通窍止痛之功。

【伍用主治】鼻渊。用于肺气虚寒型鼻渊，临床症见鼻塞流涕、遇风冷鼻塞加重、畏风寒、自汗、舌淡苔薄白、脉缓弱。

【用法用量】白芷10~15g，细辛3~15g。

辛夷　路路通

一、辛夷

【性味归经】辛，温。归肺、胃经。

【功能主治】散风，通窍。

辛夷味辛，性温，入肺经，上通于鼻，以散风寒，临床上常用于治疗鼻多浊涕、不闻香臭的鼻渊，常配伍白芷、细辛、防风、苍耳子等药物。

临床观察本品可用于治疗鼻渊鼻塞、流涕腥臭等病症。

二、路路通

性味归经、功能主治详见第五章"泽兰-路路通"药对。

三、配伍使用

【伍用功能】二药合用，有活血通络、行气通窍之功。

【伍用主治】鼻渊。用于肺脾两虚型鼻渊，临床症见鼻塞流涕，涕白黏、量多，鼻黏膜肿胀，肢倦乏力，食少腹胀，舌淡苔白，脉缓弱。

【用法用量】辛夷10~15g，路路通10~15g。

第五节　鼻齆

苍耳子　辛夷

一、苍耳子

【性味归经】辛、苦，温；小毒。归肺、肝经。

【功能主治】祛风散寒，通鼻窍，祛湿止痛。

苍耳子辛温宣散，入肺经，可散外感风寒、通鼻窍，能够解表发汗、祛风除湿，上通颠顶，下行足膝，外达皮肤，故为祛风除湿、通络止痛的要药，适用于风湿痹证，关节疼痛；又可散风止痒，用于治疗瘾疹、疥癣、麻风病。

苍耳子的主要药理作用有降血糖、抗炎、镇痛、镇咳、平喘、调节免疫功能、抗肿瘤、抗菌、抗病毒等。临床观察苍耳子可治疗风寒感冒、关节疼痛、鼻渊头痛、急慢性鼻炎等。

二、辛夷

性味归经、功能主治详见第十章"辛夷－路路通"药对。

三、配伍使用

【伍用功能】苍耳子辛温宣散，入肺经，可散外感风寒、通鼻窍、解表发汗、祛风除湿、散风止痒。辛夷辛散温通，芳香走窜，其性上达，外可祛除风寒邪气，内能升达肺胃清气，入肺经，亦可散风寒、通鼻窍。二药合用，有疏散风寒、宣通鼻窍之功。

【伍用主治】鼻鼽。用于治疗外感风寒型鼻鼽，也可用于治疗鼻渊头痛、过敏性鼻炎、鼻衄、风疹瘙痒、湿痹拘挛等病症。

【经验】苍耳子和辛夷伍用出自《证治准绳》，是用于疏风宣肺、宣通鼻窍的处方。目前临床中常用于治疗各类鼻炎、鼻窦炎、额窦炎等疾病。

【用法用量】苍耳子5~10g，辛夷6~10g。

苍耳子　路路通

一、苍耳子

性味归经、功能主治详见第十章"苍耳子－辛夷"药对。

二、路路通

性味归经、功能主治详见第五章"泽兰－路路通"药对。

三、配伍使用

【伍用功能】二药合用，有温经散寒、活血通络之功。

【伍用主治】鼻鼽。用于治疗肺气虚寒型过敏性鼻炎，也可用于寒凝血瘀所致背部冷痛拘紧之症。

【用法用量】苍耳子6~9g，路路通9~15g。

荆芥　地龙

一、荆芥

性味归经、功能主治详见第七章"油松节–荆芥"药对。

二、地龙

【性味归经】咸，寒。归胃、脾、肝、肾经。

【功能主治】清热息风，通络，平喘，利尿。

地龙咸寒降泄，善走窜，具有清热解痉、利水、通络之功，能缓解支气管痉挛，故有平喘之效。

临床观察本品可用于治疗鼻塞、哮喘等病症。

三、配伍使用

【伍用功能】二药合用，有祛风通络、利水通窍之功。

【伍用主治】鼻鼽。用于寒热错杂型鼻鼽，临床症见鼻痒、流清涕、闷热天气易发作，平素畏寒、四肢不温，舌红、苔白或黄，脉数。

【用法用量】荆芥10~15g，地龙10~15g。

乌梅　五味子

一、乌梅

性味归经、功能主治详见第二章"僵蚕–乌梅"药对。

二、五味子

性味归经、功能主治详见第四章"墨旱莲–五味子"药对。

三、配伍使用

【伍用功能】二药合用，有养阴益肾、敛肺通窍之功。

【伍用主治】鼻鼽。用于肺肾亏虚型鼻鼽，临床症见鼻塞、流清涕、困倦气短、腰膝酸软、舌淡胖、苔白、脉沉细等。

【用法用量】乌梅10~15g，五味子10~15g。

第六节　口疮

黄芪　鲜竹沥

一、黄芪

性味归经、功能主治详见第五章"黄芪－益母草"药对。

二、鲜竹沥

性味归经、功能主治详见第一章"败酱草－鲜竹沥"药对。

三、配伍使用

【伍用功能】黄芪甘可补益，入肺经，功能益气固表、排脓止痛，还可利水消肿。鲜竹沥味甘而苦，寒能清热，入心、肺、胃经，能清心、肺、胃三经之火，有镇惊祛痰润肺的功效。二药合用，有清热化痰、托痈排脓之功。

【伍用主治】口疮。用于治疗口疮苍白久不收敛，体弱气虚，咳黄白相间脓痰者。亦可用于治疗肺痈，症见高热不退、咳吐腥臭黄脓痰、心烦胸闷、面赤口渴等。

【用法用量】黄芪15~30g，鲜竹沥10~30ml。

【使用注意】脾胃虚寒者慎用。

银柴胡　生板栗

一、银柴胡

【性味归经】甘，微寒。归肝、胃经。

【功能主治】清虚热，除疳热。

银柴胡具有退热而不苦泄、理阴而不升腾之长，善退虚热、清疳热，兼能滋阴，可用于阴虚发热、骨蒸潮热、盗汗，亦可治疗小儿食滞或虫积引起的疳积发热，症见腹部膨大、口渴消瘦、毛发焦枯。

二、生板栗

【性味归经】甘，温。归脾、胃、肾经。

【功能主治】健脾养胃，补肾强筋，解毒止血。

板栗味甘能补益，温可通经，既能健脾养胃，治疗消化不良、呕吐吞酸、嗳气泄泻；又可补肾强筋，治疗筋骨隐痛、腰酸腿软、周身乏力。生品还有解毒止血的功效，可用于治疗吐血、咯血、衄血、便血等血证，对于跌打损伤所致出血、肿痛也有辅助作用。

本品为药食同源之品，含有丰富的维生素及不饱和脂肪酸，有增强机体免疫功能、增强大脑记忆力、抗氧化、抗衰老、防止动脉硬化、降血压的作用。此外，生品含有维生素 b_2，对于口舌生疮和复发性口腔溃疡有显著疗效。

三、配伍使用

【伍用功能】二药合用，有健脾益肾、清退虚热之功。

【伍用主治】口疮。用于治疗肝肾不足，虚火上炎型口疮，经年不愈，反复发作者。

【用法用量】银柴胡6~15g，生板栗4~8粒。

升麻　生甘草

一、升麻

性味归经、功能主治详见第四章"升麻–制大黄"药对。

二、生甘草

性味归经、功能主治详见第一章"板蓝根–生甘草"药对。

三、配伍使用

【伍用功能】升麻辛可发散，寒可清热解毒，入肺、脾、胃、大肠经，能解表透疹、清热解毒，又能升举阳气。生甘草甘能补益、缓急止痛，入心、肺、脾、胃经，可补益脾气，亦可清热解毒、调和诸药。二药合用，有清热解毒、排脓消疮、升阳举陷之功。

【伍用主治】口疮。本药对可用于治疗热毒蕴结型口疮，也可用于治疗痤疮、疔疮、喉痹、肺痈、乳痈、脱肛、子宫脱垂、胃下垂、面神经麻痹、霉菌性阴道炎、过敏性紫癜，对于麻疹初起斑疹不透及迁延性肝炎、慢性肝炎等亦多见显效。

【用法用量】升麻9~15g，生甘草6~15g。

胡黄连　细辛

一、胡黄连

【性味归经】苦，寒。归心、肝、胃、大肠经。

【功能主治】清湿热，退虚热，除疳热。

胡黄连苦寒，清热燥湿，沉降下行，上入心经，中入胃经，下走肝经及大肠经。本品善退虚热、除疳热，治骨蒸潮热或形瘦颧红，亦治小儿疳积发热，症见消化不良、腹胀体瘦、低热不退；入胃、大肠经，可治胃肠湿热，为治疗湿热下痢之要药；入肝经，可清肝胆湿热，用于湿热黄疸、尿赤。此外，亦可治咽喉肿痛、疮疡及痔疮便血。

二、细辛

性味归经、功能主治详见第五章"细辛－墨旱莲"药对。

三、配伍使用

【伍用功能】胡黄连苦寒清热燥湿，沉降下行，上入心经，中入胃经，下走肝经及大肠经，善退虚热、除疳热、清湿热解毒、清肝胆湿热。细辛辛温发散解表，入肺经，辛香走窜，宣通瘀滞，上达颠顶，通利九窍，亦可祛风散寒，止痛力强，又可温肺化饮。二药合用，细辛升散上行引胡黄连直达病所，有清热解毒、泻火止痛之功。

【伍用主治】口疮。用于治疗心脾火郁型口疮，经久不愈者，亦可用于口腔扁平苔藓、牙痛、齿龈肿痛。

【用法用量】胡黄连6~15g，细辛1~3g。

升麻　黄连

一、升麻

性味归经、功能主治详见第四章"升麻－制大黄"药对。

二、黄连

性味归经、功能主治详见第三章"黄连－肉桂"药对。

三、配伍使用

【伍用功能】二药合用，有清胃泻火、解毒敛疮之功。

【伍用主治】口疮。用于脾胃蕴热型口疮，临床症见口腔溃疡周围红肿、口渴心烦、大便秘结、小便黄、舌红苔黄腻、脉弦滑等。

【用法用量】升麻10~15g，黄连10~15g。

第七节　口臭

藿香　蒲公英

一、藿香

【性味归经】辛，温。归脾、胃、肺经。

【功能主治】化湿醒脾，辟秽和中，解暑，发表。

藿香气味芳香，功能醒脾化湿，为芳化湿浊之要药，可用于治疗湿阻中焦所致脘闷纳呆之症，临床上常配伍佩兰等；用于治疗湿温初起，可配伍薄荷、茵陈、黄芩等药物。

二、蒲公英

性味归经、功能主治详见第六章"紫草–蒲公英"药对。

三、配伍使用

【伍用功能】二药合用，有清热祛湿、辟秽和中之功。

【伍用主治】口臭。用于上焦热盛型口臭，临床症见口臭、口干、口舌生疮、牙龈肿痛、大便干结、小便黄、舌红苔腻、脉弦数等。

【用法用量】藿香10~15g，蒲公英10~15g。

熟地黄　牡丹皮

一、熟地黄

性味归经、功能主治详见第一章"麻黄–熟地黄"药对。

二、牡丹皮

【性味归经】辛、苦，微寒。归心、肝、肾经。

【功能主治】清热凉血，活血散瘀。

牡丹皮味辛、苦，性微寒，具有清营血实热、治阴虚发热的功效。清血分实热，常配伍鲜地黄、赤芍等；治疗虚热，常与生地黄、知母、青蒿、鳖甲等药相配伍；治疗血热妄行，常配伍鲜茅根、侧柏叶、山栀等。

临床观察本品可用于治疗温热病，热入营血，症见高热、舌绛、身发斑疹，血热妄行所致吐血、衄血、尿血，以及阴虚发热等病症。

三、配伍使用

【伍用功能】二药合用，有补肝益肾、清热凉血之功。

【伍用主治】口臭。用于肝肾亏虚型口臭，临床症见口臭、倦怠乏力、腰膝酸软、失眠多梦、小便黄、舌红苔腻、脉弦。

【用法用量】熟地黄15~30g，牡丹皮10~15g。

第八节　喉痹

桔梗　玄参

一、桔梗

性味归经、功能主治详见第一章"桔梗–枳壳"药对。

二、玄参

性味归经、功能主治详见第八章"山慈菇–玄参"药对。

三、配伍使用

【伍用功能】二药合用，有清热化痰、泻火解毒之功。

【伍用主治】喉痹。用于肺阴虚型喉痹，临床症见咽部干燥，干咳少痰，或痰中带血，夜间汗出，舌红、苔薄少津，脉弦细。

【用法用量】桔梗10~15g，玄参10~15g。

马勃　青黛

一、马勃

【性味归经】辛，平。入肺经。

【功能主治】清热解毒，利咽。

马勃味辛，性平，具有清肺利咽的功效，可用于治疗咳嗽失音、咽喉肿痛，常配伍金银花、山栀、薄荷、牛蒡子、玄参等药物。

临床观察本品可用于治疗热邪火毒郁滞所致的咽喉肿痛、咳嗽失音、肺热咳嗽等病症。

二、青黛

【性味归经】咸，寒。入肝经。

【功能主治】清热解毒，凉血。

青黛味苦，性寒，具有凉血解毒的作用。用于治疗热入营血，心、胃实火上炎，临床症见咽喉肿痛、口舌生疮等症。

临床观察本品可用于治疗咽喉肿痛、口疮、丹毒、肿毒等病症。

三、配伍使用

【伍用功能】二药合用，有清热解毒、凉血利咽之功。

【伍用主治】喉痹。用于肺胃热盛型喉痹，临床症见咽部红肿疼痛、吞咽困难、口干喜饮、大便干结、舌红苔黄腻、脉弦滑。

【用法用量】马勃10~15g，青黛10~15g。

第十一章　皮肤及毛发病常用药对

第一节　痤疮

蒲公英　紫花地丁

一、蒲公英

性味归经、功能主治详见第六章"紫草–蒲公英"药对。

二、紫花地丁

【性味归经】苦、辛，寒。归心、肝经。

【功能主治】清热解毒。

紫花地丁味苦、辛，性寒，具有清热解毒的功效，常用于治疗热毒壅盛所致疔疮热毒、痈肿发背等，可配伍金银花、连翘、野菊花等，亦可取新鲜紫花地丁捣烂外敷疮痈局部。

三、配伍使用

【伍用功能】二药合用，有清热解毒、消痈止痛之功。

【伍用主治】痤疮。用于胃火壅盛型痤疮，临床症见皮肤红肿疼痛、口干口苦、大便秘结、小便短赤、舌红苔黄、脉弦数。

【用法用量】蒲公英15~30g，紫花地丁10~15g。

生甘草　白花蛇舌草

一、生甘草

性味归经、功能主治详见第一章"板蓝根–生甘草"药对。

二、白花蛇舌草

性味归经、功能主治详见第一章"鱼腥草–白花蛇舌草"药对。

三、配伍使用

【伍用功能】生甘草可清热解毒，治疗痈疽疮疡、咽喉肿痛等症。白花蛇舌草味苦而甘，寒能清热，归心、肝、脾经，可清热解毒、散结消肿、利湿通淋、利尿祛湿。二药合用，有清热解毒、散结消肿之功。

【伍用主治】痤疮。用于治疗毒火内盛型痤疮。

【用法用量】生甘草6~15g，白花蛇舌草10~30g。

第二节　湿疮

生甘草　苦参

一、生甘草

性味归经、功能主治详见第一章"板蓝根–生甘草"药对。

二、苦参

性味归经、功能主治详见第二章"茜草–苦参"药对。

三、配伍使用

【伍用功能】生甘草可清热解毒，治疗痈疽疮疡、咽喉肿痛等症。苦参苦可燥湿，寒可清热，长于清热燥湿。二药合用，有清热解毒、燥湿止痒之功。

【伍用主治】湿疮。本药对可用于治疗湿毒蕴结型湿疮，反复发作，长期中西医治疗（包括使用激素）效果欠佳者；亦可用于治疗皮肤瘙痒症，反复发作，症见皮肤瘙痒，可见抓痕及丘疹，伴皮肤肥厚及苔藓样变。

【用法用量】生甘草9~30g，苦参9~30g。

白鲜皮　土茯苓

一、白鲜皮

【性味归经】苦，寒。归脾、胃、膀胱、小肠经。

【功能主治】清热燥湿，祛风，解毒。

白鲜皮味苦，性寒，具有祛风、除湿热的功效，并可渗湿热于下窍，用于治疗疮癣湿痒等症，常配伍苦参、地肤子等药，既可内服，亦可煎汤外洗。

临床观察本品可用于治疗湿热疮毒、遍身脓疮、黄水淋漓，以及皮肤瘙痒、疮癣疥癞、阴部肿痛等病症。

二、土茯苓

性味归经、功能主治详见第八章"土茯苓–蜈蚣"药对。

三、配伍使用

【伍用功能】二药合用，有清热燥湿、祛风解毒之功。

【伍用主治】湿疮。用于湿热内蕴型湿疮，临床症见皮肤丘疹、水疱、瘙痒、舌红、苔腻微黄、脉弦滑等。

【用法用量】白鲜皮10~15g，土茯苓15~30g。

赤芍　苦参

一、赤芍

【性味归经】苦，微寒。归肝经。

【功能主治】清热凉血，活血散瘀。

赤芍味苦，性微寒，具有凉血散瘀的功效，常配伍鲜地黄、牡丹皮等药物，也可用于治疗热入营血及血热妄行。

临床观察本品可用于治疗温热病热入营血，症见发热、舌绛、身发斑疹，以及血热妄行所致吐血、衄血等病症。

二、苦参

性味归经、功能主治详见第二章"茜草–苦参"药对。

三、配伍使用

【伍用功能】二药合用，有清热解毒、活血通络之功。

【伍用主治】湿疮。用于热毒蕴结型湿疮，临床症见皮肤红肿、灼热、瘙痒，舌红、苔黄腻，脉弦数。

【用法用量】赤芍10~15g，苦参10~15g。

第三节　风疹

生甘草　徐长卿

一、生甘草

性味归经、功能主治详见第一章"板蓝根－生甘草"药对。

二、徐长卿

【性味归经】辛，温。归肝、胃经。

【功能主治】祛风除湿，止痛止痒。

徐长卿辛可散结，温能通络，入肝、胃经，可祛风除湿、止痛，用于治疗风湿、血瘀所致的各种痛症，如风湿痹痛、腰痛、胃脘疼痛、牙痛以及跌打损伤引起的疼痛。

本品还有祛风止痒的功效，可用于治疗湿疹、湿疮、荨麻疹、风疹、顽癣瘙痒等症。此外，还可治毒蛇咬伤、疮痈肿毒等症。

三、配伍使用

【伍用功能】生甘草甘能补益、缓急止痛，亦可清热解毒、调和诸药。徐长卿辛可散结，温能通络，入肝、胃经，可祛风除湿、止痛，还有祛风止痒的功效。二药合用，有清热解毒、祛风止痒、活血止痛之功。

【伍用主治】风疹。用于治疗风疹，以及荨麻疹、湿疹、顽癣等皮肤病，遇热加重者；也可用于治疗浅表性胃炎、胃痛、牙痛、风湿痹痛、痛经、慢性气管炎、腹水、水肿、痢疾、肠炎、跌打损伤等病症。

【用法用量】生甘草9~30g，徐长卿9~30g。

蝉蜕　薄荷

一、蝉蜕

性味归经、功能主治详见第三章"蝉蜕－莲子心"药对。

二、薄荷

【性味归经】辛，凉。归肺、肝经。

【功能主治】疏散风热，清利咽喉，透疹。

薄荷味辛，性凉，具有透发作用，能助麻疹透发，可配合荆芥、牛蒡子、蝉蜕等。

临床观察本品可用于治疗麻疹透发不畅等病症。

三、配伍使用

【伍用功能】二药合用，有散热透疹、祛风止痒之功。

【伍用主治】风疹。用于风热型风疹，临床症见风团红肿、瘙痒剧烈、心烦口渴、舌红苔薄黄、脉浮数等。

【用法用量】蝉蜕 10~15g，薄荷 10~15g。

麻黄　牛蒡子

一、麻黄

性味归经、功能主治详见第一章"麻黄–生石膏"药对。

二、牛蒡子

性味归经、功能主治详见第二章"牛蒡子–郁李仁"药对。

三、配伍使用

【伍用功能】二药合用，有清热解毒、散风透疹之功。

【伍用主治】风疹。用于风寒束表型风疹，临床症见皮疹呈淡红色，遇冷加重，舌淡、苔薄白，脉浮紧。

【用法用量】麻黄 10~15g，牛蒡子 10~15g。

第四节　顽癣

苦参　白鲜皮

一、苦参

性味归经、功能主治详见第二章"茜草–苦参"药对。

二、白鲜皮

性味归经、功能主治详见第十一章"白鲜皮–土茯苓"药对。

三、配伍使用

【伍用功能】苦参苦可燥湿，寒可清热，有清热燥湿的功效。白鲜皮苦可燥湿，寒能清热，故有清热燥湿、泻火解毒、祛风止痒之功。二药合用，可清热燥湿、祛风止痒。

【伍用主治】顽癣。用于治疗牛皮癣、神经性皮炎、疥癣、湿疹等多种皮肤病。

【用法用量】苦参9~30g，白鲜皮9~15g。

蝉蜕　蛇床子

一、蝉蜕

性味归经、功能主治详见第三章"蝉蜕–莲子心"药对。

二、蛇床子

性味归经、功能主治详见第五章"菟丝子–蛇床子"药对。

三、配伍使用

【伍用功能】二药合用，有祛风利咽、杀虫止痒之功。

【伍用主治】顽癣。用于治疗慢性荨麻疹、皮肤瘙痒、阴囊湿疹等皮肤顽癣；也可用于治疗咽痒即咳，无论寒热均有显效。

【用法用量】蛇床子有小毒，6~10g；蝉蜕3~9g。

第五节　蛇串疮

郁金　白花蛇舌草

一、郁金

性味归经、功能主治详见第二章"香附–郁金"药对。

二、白花蛇舌草

性味归经、功能主治详见第一章"鱼腥草–白花蛇舌草"药对。

三、配伍使用

【伍用功能】二药合用，有清热解毒、消痈止痛之功。

【伍用主治】蛇串疮。用于治疗瘀毒阻络型蛇串疮，临床症见皮疹暗红、疼痛剧烈、舌暗红、苔黄腻、脉弦等。

【用法用量】郁金10~15g，白花蛇舌草15~30g。

龙胆　紫草

一、龙胆

性味归经、功能主治详见第二章"龙胆–焦三仙"药对。

二、紫草

性味归经、功能主治详见第六章"紫草–蒲公英"药对。

三、配伍使用

【伍用功能】二药合用，有清热燥湿、解毒透疹之功。

【伍用主治】蛇串疮。用于治疗肝经郁热型蛇串疮，临床症见皮疹鲜红、灼热刺痛、口苦咽干、烦躁易怒、大便干结、小便黄、舌暗红、苔黄腻、脉弦数等。

【用法用量】龙胆10~30g，紫草15~30g。

土茯苓　生薏苡仁

一、土茯苓

性味归经、功能主治详见第八章"土茯苓–蜈蚣"药对。

二、生薏苡仁

性味归经、功能主治详见第七章"生薏苡仁–威灵仙"药对。

三、配伍使用

【伍用功能】二药合用，有清热利湿、解毒消痈之功。

【伍用主治】蛇串疮。用于治疗脾虚湿盛型蛇串疮，临床症见疱疹颜色较淡、腹胀、口不渴、纳差、大便溏、舌淡、苔白腻、脉弦滑等。

【用法用量】土茯苓30~60g，生薏苡仁30~60g。

第六节　脱发

茯苓　蛇蜕

一、茯苓

性味归经、功能主治详见第四章"茵陈–茯苓"药对。

二、蛇蜕

【性味归经】甘、咸，平。归肝经。

【功能主治】祛风定惊，退翳明目，解毒杀虫。

蛇蜕甘可解毒，咸可软坚，入肝经，可祛风定惊，治小儿惊风、喉风口疮、弄舌摇头、抽搐痉挛；可退翳明目，治疗肝肾不足，阴虚湿热，或肝风内动，风热上攻引起的目翳内障；甘可解毒，咸可软坚，故又能解毒消肿，治疗咽喉肿痛、疔疮、面疮、疮痈肿毒、皮肤瘙痒。此外，临床观察酒蛇蜕亦有生发止脱之功效。

三、配伍使用

【伍用功能】茯苓健脾安神，利水渗湿；蛇蜕祛风退翳，生发止脱。二药合用，有利水渗湿、祛风湿、滋肝肾之功。

【伍用主治】脱发。用于治疗湿盛所致头面油腻、脱发之症，湿邪为重者尤为适宜。

【用法用量】茯苓6~15g，蛇蜕3~9g。治湿盛所致脱发时，茯苓60~120g，蛇蜕10g。

墨旱莲　蛇蜕

一、墨旱莲

性味归经、功能主治详见第四章"墨旱莲–五味子"药对。

二、蛇蜕

性味归经、功能主治详见第十一章"茯苓–蛇蜕"药对。

三、配伍使用

【伍用功能】墨旱莲酸甘敛阴，入肝、肾经，有滋补肝肾的功效，还可凉血止血、消虚热。蛇蜕甘可解毒，咸可软坚，入肝经，可祛风定惊、退翳明目、解毒消肿。二药合用，有滋补肝肾、养血生发之功。

【伍用主治】脱发。用于治疗肝肾不足型脱发，须发早白者。

【用法用量】墨旱莲10~30g，蛇蜕3~9g。

第七节　白发

何首乌　桑椹

一、何首乌

【性味归经】苦、甘、涩，微温。归肝、心、肾经。

【功能主治】补肝肾，益精血，润肠通便，解毒，截疟。

何首乌味苦、涩，性微温，具有补肝肾、益精血的作用，可用于治疗血虚萎黄、头晕目眩、头发早白、腰膝酸软等症，常配伍地黄、枸杞子、菟丝子等药物。

临床观察本品可用于治疗头发早白、血虚萎黄、眩晕、失眠、腰膝酸软、筋骨不健等病症。

二、桑椹

【性味归经】甘，寒。归心、肝、肾经。

【功能主治】滋阴补血。

桑椹味甘，性寒，功能益肝肾、养阴血，可用于治疗阴血不足之眩晕、失眠等症，常配伍熟地黄、白芍等药物；治疗肝肾不足之须发早白、耳聋目昏，又可配合何首乌、女贞子等。此外，本品亦具有滋润肠燥的作用，可治疗血虚肠燥便秘。

三、配伍使用

【伍用功能】二药合用，有补肝益肾、滋阴补血之功。

【伍用主治】白发。用于精血亏虚型白发，临床症见两鬓斑白、中年白发、疲倦乏力、舌淡苔白、脉弦细等。

【用法用量】何首乌10~15g，桑椹15~30g。

墨旱莲　女贞子

一、墨旱莲

性味归经、功能主治详见第四章"墨旱莲－五味子"药对。

二、女贞子

【性味归经】甘、苦，平。归肝、肾经。

【功能主治】补肾滋阴，养肝明目。

女贞子味甘、苦，性平，能滋养肝肾之阴，是一味清补之药。在临床上常配伍桑椹子、墨旱莲等药物，治疗肝肾阴亏所致头晕耳鸣、眼目昏花、头发早白等症。

三、配伍使用

【伍用功能】二药合用，有补益肝肾、滋阴养血之功。

【伍用主治】白发。用于肝肾亏虚型白发，伴见惊恐思虑、腰膝酸软、失眠多梦、小便黄、舌红、苔薄少津、脉弦细等。

【用法用量】墨旱莲15~30g，女贞子15~30g。

第十二章　囊肿常用药对

白芷　瞿麦

一、白芷

性味归经、功能主治详见第三章"白芷－羌活"药对。

二、瞿麦

【性味归经】苦，寒。归心、小肠、膀胱经。

【功能主治】清热利水，活血通经，通淋。

瞿麦苦可降泄，寒能清热，具有清热利水、活血通经、通淋作用，善清心、小肠之火，可导热通淋，用于多种淋证，症见小便不利、淋沥涩痛，尤以热淋、血淋最为适宜；亦可治疗经闭不通、痛经。此外，本品还能祛风除湿、活血通络，治疗风寒湿痹。

临床观察显示，本品可治疗高血压、水肿、尿道炎、尿路感染，膀胱炎和风湿性关节炎等。

三、配伍使用

【伍用功能】白芷辛可发散，温能通经，可用于疮痈肿毒，还能燥湿止带、消肿排脓。瞿麦，苦可降泄，寒能清热，具有清热利水、活血通经、通淋作用，善清心、小肠之火，可导热通淋。二药合用，有化痰散结之功。

【伍用主治】囊肿。用于治疗胰腺囊肿、甲状腺囊肿、卵巢囊肿等。

【用法用量】白芷6~10g，瞿麦6~10g。